养生 肾为本

肖相如 ◎ 著

○ 北京中医药大学教授、博士生导师
○ 中华中医药学会肾病分会常委
○ 全国重点肾病专科学术带头人

U0321126

中国盲文出版社

图书在版编目（CIP）数据

养生肾为本：大字版/肖相如著．—北京：中国盲文出版社，2015.11

ISBN 978 - 7 - 5002 - 6435 - 4

Ⅰ.①养…　Ⅱ.①肖…　Ⅲ.①补肾—养生（中医）

Ⅳ.①R256.5

中国版本图书馆 CIP 数据核字（2015）第 259755 号

养生肾为本

著　　者：肖相如

出版发行：中国盲文出版社

社　　址：北京市西城区太平街甲 6 号

邮政编码：100050

印　　刷：北京汇林印务有限公司

经　　销：新华书店

开　　本：787×1092　1/16

字　　数：161 千字

印　　张：17.75

版　　次：2015 年 12 月第 1 版　2017 年 3 月第 2 次印刷

书　　号：ISBN 978 - 7 - 5002 - 6435 - 4/R · 952

定　　价：35.00 元

销售服务热线：（010）83190297 83190289 83190292

肾虚是可以延缓的
（代序）

"疲劳的本质是衰老，衰老的本质是肾虚。"——这是我关于肾虚的一个观点。我可以肯定地告诉大家，每个人都是会肾虚的。

人的生命过程是由肾气的变化主宰的，随着肾气由弱到强，再由盛转衰，由衰而亡，人生将经历生、长、壮、老、死的自然过程。

比如在女人的一生中，以 7 岁为一个生理阶段。7 岁左右会换牙；14 岁左右会来月经，性发育基本成熟，具备了生育能力；21 岁左右发育充分；28 岁左右发育完全，最具有女性的魅力；35 岁左右开始面色憔悴，掉头发；42 岁左右头发开始白了，面容憔悴明显；49 岁左右月经紊乱或停经，丧失生育能力。男人的生理变化与女人相似但稍晚，只不过是以 8 岁为一个生理阶段。这些变化都是因为肾气的变化而引起的，这在《黄帝内经》中记载得很清楚。女人 35 岁掉头发，42 岁白头发，49 岁停经失去生育能力，就是肾虚逐渐加重的结果。随着年龄的增加，人体肯定会衰老，衰老就是肾虚的表现。每个人都肯定会衰老，因此，每个人都肯定会肾虚。60 岁的时候头发白了，性功能减退了，虽然这也是肾虚的表现，但是大家都认为这很正常，因为这是符合自然规律的。如果你在 30 多岁，甚至 20 多岁的时候头发就白了，性功能减退了，这就是早衰了，就是肾虚得太早了。也有人 90 岁的时候头发也不白，前些天看到一则消息说有一位 137 岁的寿星，在 100 岁以后还有规律的性生活，可见衰老是可以延缓的，也就是说肾虚是可后延的。由此可见，补肾就具有了重要的意义，可以防止早衰和延缓衰老，提高生活质量，延长寿命。

因为肾在人的生命过程中具有如此重要的地位，所以被称为"先天之本"；因为肾虚对生命过程的影响是如此的重大，所以养生以肾为本；因为肾虚是如此的不可避免，所以我想清楚地告诉大家，怎么及早地发现肾虚，肾虚了该怎么办。这就是我写本书的目的。

肾虚并不可怕，可怕的是过早肾虚；肾虚虽然不可避免，但肾虚是可以延缓的。

愿大家读《养生肾为本》，颐养天年，咸登寿域！

肖相如

2010 年 12 月

于北京中医药大学

目　录

第二章　我肾虚吗——发现肾虚，知己知彼

第三章　未病先防——找出病因，防微杜渐

第六章　会吃才健康——随处可得的养肾食物

第七章　药到病自除——常见补肾中草药的居家简易使用

第八章　济世有良方——鼎鼎大名的补肾中成药

第九章　生活中的养肾细节——小方法，大健康

第十章　肾虚所致常见病症的居家预防与简易治疗

第一章

肾在生命中的地位——先天之本

1. 肾是身体里的"米缸"

一说到肾，大家可能首先会想到猪腰子，用猪腰子做的菜很多人都爱吃，尤其是一些男士，很好这一口儿。也有人把人的肾称为腰子。人的肾有两个，在腰部脊椎两侧各有一个。人的这两个肾是人身体的具体器官，是看得到摸得着的东西，侧重于西医概念，是解剖学里面所说的肾。我们日常生活中提到的肾炎、肾功能衰竭、肾小球等，都与这两个肾有关。

我们这本书里要探讨的肾，指的是中医概念里的肾，与西医概念里的肾有很大不同。

中医所说的肾不仅包括被称为腰子的肾脏器官，还包括被称为先天之本的生命系统，它对人的生命具有重要意义，涵盖了人的生殖、泌尿、神经、骨骼等各个系统，起着调节人体功能、为生命活动提供"基本物质"、"原动力"的作用。

说到中医概念里的肾，很多人可能缺乏了解，但一提到"肾虚"这个词儿，估计没有人不知道。中国人有着很深的补肾情结，无论是男人还是女人，都很在意自己是不是有肾虚问题，也很关注补肾的方法。就我的观察看，虽然大家都很关注肾虚问题，但人们对肾及肾虚的概念理解还是有偏差的，很多人简单地把肾与性功能、生殖功能对应，以为肾虚就是性功能不好，补肾就是壮阳，这其实大大缩小了肾的功能范围。

人体有五脏六腑，它们有分工，有合作，各司其职。如果让我打个比方，用一个形象的概念说清楚肾对人体的作用，我觉得把肾比作人体里的米缸挺合适。你看，居家过日子，只有吃得饱、吃得好，一家人才能安居乐业：吃得饱，孩子才能安心学习；吃得饱，年轻人才能有精力工作；吃得饱，老年人才能放心地安享晚年……如果温饱问题难以解决，甚至家里闹饥荒，不仅家人的幸福无从谈起，恐怕家人的生命保障都岌岌可危。肾就是身体里的米缸，肾中所藏精气是维持气命活动、生长发育的基本物质，只有米缸里有足够的粮食，身体这个大家庭才能健康和睦，兴盛不衰。

肾的作用贯穿生命的始终，对肾的养护也应贯穿人的一生。生活里，人们常常有精神委靡、腰膝酸软、头昏耳鸣、畏寒怕冷、脱发白发、抵抗力差、疲惫不堪、失眠健忘、性功能不好、水肿等问题，还有很多慢性病把人折磨得痛苦不堪，又迟迟不能痊愈，为什么呢？很重要的一个原因就是肾虚。所以，养生必须重视对肾的养护。

肾对人的生命有哪些重要意义？如何判断自己是否有肾虚问题？日常生活中如何养肾护肾？……听我慢慢说来。

2. 肾对生命有什么意义

主藏——肾是储存生命基本物质的"仓库"

生、长、壮、老、死是每个人都要经历的生命过程，这个过程与自然界的生、长、化、收、藏是相对应的，而每一个过程，也与五脏对应。在五脏里肾是属水的，与自然界的生、长、化、收、藏中藏的过程是相对应的。

在中国传统文化里面，时间和方位是相统一的，有了方位也就有了时间。比如说现在是冬天，对应的方位就是北方。在季节上冬天是寒冷的，在方位上北方也是寒冷的。冬天的寒冷与北方的寒冷有一个共同的特征就是藏。冬天和北方在脏腑里对应的就是肾脏。因此说肾是主收藏的。

为什么要藏呢？藏对生命有什么重要意义呢？我具体说一下。

中医认为先天赋予生命的基本物质都是有一定限度的。按照《黄帝内经》的观点，人如果正常工作和生活的话，活到一百岁是没有什么问题的。对于此，《黄帝内经》中说："上古之人，春秋皆度百岁，而动作不衰。"意思就是上古的人都能活到一百岁，并且动作还都比较敏捷。当然，这需要有一个前提条件，就是按照正常的生活规律去生活。

不管是生活还是工作，都要消耗我们体内的生命基本物质。因为我们的生命物质要不断被消耗，因此要不断进行补充。补充进来的物质需要藏起来，以维持我们生命活动的需要。物质最终藏在什么地方呢？就藏在肾之中。所藏的物质最重要的是什么呢？最重要就是精气。包括先天之精，也包括后天之精。

肾藏精和季节、方位都是相关联的。冬天之后，生命的迹象都是收藏的。比如很多动物藏到地下进行冬眠；很多植物春天、夏天生长得很旺盛，生命是向外的，而到了冬天地上部分都会枯萎，这实际上就是收藏的表现。所有自然界的生命物质到了冬天的时候都会收藏起来，藏得越好，精气越充足，来年生命力也就越旺盛。如果在冬天的时候精没有藏好的话，那么到了第二年春天的时候就容易生病。对于此，《黄帝内经》中说"冬伤于寒，春必病温"，"藏于精者，春不病温"。

肾可以说是储存人体基本生命物质的仓库，这个仓库建得越大、功能越完备，储存的能力就越强，在人体需要时可以提供的物质就越多，人体自然就越有保障。这是一个简单的逻辑关系，大家都能想明白。所以，从储存生命基本物质的角度看，养生应该养好肾。

主性与生殖——肾好，性功能就好，生殖能力就强

肾和性功能以及生殖之间的关系，估计中国人都知道。很多人都有这样一种主观印象：一说到某人肾虚，很快就联想到他是不是性功能不好，或者生殖能力有问题，甚至

很多人把肾虚与性功能障碍简单地等同起来，这是人们对肾虚的一个认识误区。虽然肾功能不等于性功能或者生殖功能，但肾主性和生殖这一功能的确是实实在在存在的。

肾和性与生殖有什么关系呢？我一说你就能明白。

大家都知道，肾主藏，生命的基本物质——先天之精就储藏在肾中。先天之精也称生殖之精，是生殖活动的物质基础，所以肾与生殖活动密切相关，肾好，生殖能力才会强。

我们人体的生命过程是随着肾气的变化而变化的。人从生命形成到降生、成长、衰老，直到死亡，这个过程与肾气的盛衰变化有密切关系。人生下来之后，生命体刚刚形成，生命力是很弱的，随着肾气的充盛，生命力得以增强。人的生命力增强，有一个很重要的标志就是性发育的逐渐成熟。所以在《素问·上古天真论》中说："女子七岁，肾气盛，齿更发长。二七天癸至，任脉通，太冲脉盛，月事以时下，故有子；丈夫八岁，肾气实，发长齿更。二八，肾气盛，天癸至，精气溢泻，阴阳和，故能有子。"这表明性功能是由于肾气充盛才成熟的，相应的，人的肾气衰微，性功能自然不好。

现在很多人患有性功能和生殖方面的病症，如男子的阳痿、早泄、遗精、不育等问题；女性的月经不调、不孕等问题，很重要的一个原因就是肾虚了。要从根本上解决问题，应该关注肾的健康。

主骨——骨骼的生长与强壮靠肾精滋养

人体骨骼的生长与家里无土栽培的花草有点儿像：你看，一个花盆，里面放几个小石块，把花草放进去，然后浇上营养液，花草就可以正常生长了，骨骼也是一样，它的生长和强壮也需要"营养液"的滋养，这个"营养液"就是骨髓。

骨骼的营养来源于骨髓，而骨髓是由肾精所化生的。所以肾精充足，骨髓才会充足，骨骼的营养才会充足，骨骼才会强壮。所谓肾主骨，原理大致就是这样。与骨骼相关的健康问题多与肾虚有关，比如骨质疏松、骨痛、粉碎性骨折这些疾病多发生于老年人，为什么？不就是老年人肾气衰弱，身体里的"营养液"不够充足，难以给骨骼提供足够的营养吗？

《黄帝内经》中还有一种说法叫"齿为骨之余"。我们的牙齿是外在的骨头。牙齿的好坏反映了骨骼的好坏，也反映了肾气的盛衰。如果肾气虚了，牙齿就会出现松动、脱落的问题。老年人牙齿容易脱落，就是肾气虚弱的表现。

主水——肾是人体水液代谢的"总开关"

人每天都会喝很多水，水喝到肚子里后，首先要输送到各个器官供人体使用，使用不了的经代谢系统排出体外，这就是人体水液代谢的大致过程，在这个过程中，肾就是个"总开关"，它对水的控制大约有这么几个过程。

第一个过程就是对水进行气化。水喝进去之后通过肾阳的温化、蒸化，连同其他各个脏腑的参与，将水输布到全身的各个部分供人体利用。

第二个过程就是对水的排泄。水被利用后需要排出去，当然水不能全部排出去，这就涉及了肾固摄的功能——需要把水排出体外的时候，肾这个"总开关"就会打开，比如排尿、排汗等；需要把水留在体内的时候，肾这个"总开关"就会关上，比如憋尿的时候。一旦肾这个"总开关"出现问题，该打开的时候打不开，身体里的水液不能正常代谢到体外，多余的水留存在体内，人就会出现水肿等问题；相反，该关上的时候关不上，人体不能固摄水液，人就会出现遗尿、尿失禁等问题。所以，生活中很多与水液代谢相关的问题，如水肿、排尿问题，都与肾密切相关。

主纳气——人体的呼吸运动不能没有肾的参与

人活一口气，指的是呼吸之气。呼吸之气对人体是十分重要的，是人生命活动的一种体现。人的呼吸之气虽然是由肺所主的，但呼吸的过程离不开肾的参与。

在呼吸的过程中，肺是主呼气的，肾是主纳气的。也就是呼气是肺的功能，吸气是肾的功能。有一些唱歌的人，经常练气，使得声音从丹田发出，以保证声音饱满，实际上练的就是肾主纳气的功能。

气虽然是由肺吸进来的，但是呼吸的深度却和肾纳气的功能密切相关，同时也和肾主藏的功能有关系。肾主藏的功能比较强，气就能被藏住，若是肾主藏的功能出现问题了，气自然也就不能很好地被藏到肾之中。在临床上有一些病人只有出气没有进气，还有一些气喘患者喘得比较厉害，这都表明他们肾主纳气的功能出现问题了，治疗上应补肾、纳气、平喘。

这里也要提醒一下大家，如果患上呼吸系统的毛病，在久治不愈的情况下，应该换个角度考虑，是不是肾虚了？可以找中医为你诊治一下。

生髓通于脑——养肾是健脑益智的基石

《黄帝内经》上说"肾主骨生髓通于脑"。因为肾是藏精的，精是生髓的，因此肾功能的好坏也会影响到脑的功能。髓可分为骨髓、脊髓、脑髓三部分。骨髓藏于全身的骨骼之中，起到营养骨头的作用。脊髓和脑髓是相通的，骨髓汇聚到脊髓，最终又汇入到脑髓之中，所以中医将脑称为"髓海"。骨髓、脊髓、脑髓是人体的精华，是由肾精所化生的。所以脑的营养是来源于肾精的。

有的人原来记忆力很好，可是现在记忆力却是日渐减退；还有的人注意力不集中，总是感觉到疲劳，这实际上是肾虚了。肾虚了，肾精不足，脑髓也就不足，所以才会出现记忆力减退、智力活动下降的现象。这种情况如果再向前发展的话，会导致痴呆。为什么老年人患痴呆的比较多呢，就是因为老人肾气虚，"主骨生髓通脑"的功能弱了，脑髓不够，脑也就得不到足够的滋养了。

从上面的分析中我们可以看出，肾和人的智力有着非常密切的关系，所以若想记忆力好、注意力比较集中的话，养好肾很关键。

藏志——肾气足则志向远大

中医认为人的思维活动和五脏是相关的，其中志藏于肾中。与思维活动相关的神志活动就是志。我们可以将肾藏志中的志理解为记忆力，也可以将其理解为志向。

可以说一个人的记忆力好不好，与肾"主骨生髓通于脑"的功能是相关的。如果肾虚精亏、骨髓空虚而致脑髓空虚不能营养脑的话，人的记忆力就会很差，这也是为什么人年纪大总是记不住东西的原因。

下面再来说说志向。从中医角度看，人有没有志向实际上是取决于肾气是否充足。什么人才会有志向呢？一个头脑比较清晰、聪明的人才会有志向，并且志向才会高远。有很多人之所以胸无大志，是因为他整天没有精神，记忆力不好，是肾气不足造成的。

其华在发——肾知道头发乌黑浓密的秘密

中医里面有"肾其华在发"、"发为血之余"的说法。头发是靠肾精和血液来滋养的，可以说头发的好坏主要取决于肾精充不充足、血液充不充足。根据中医理论，肾精和血液是可以相互化生的，所以中医里面有"精血互生"的说法。如果经常掉头发，头发的色泽不好的话，就说明是肾精亏虚了，需要从补肾精入手来解决头发的问题。当然，如果你想拥有一头乌黑浓密的好头发，应该注重对肾的养护。

开窍于耳——肾精是耳朵的"助听器"

中医认为人的五官九窍与脏腑是相关的，比如肝开窍于目，肾开窍于耳。我们听力的好坏和肾有着密切的关系。耳窍需要肾精的滋养，如果肾精不足，耳窍得不到充分滋养，听力就会下降，甚至出现耳聋。老年人为什么会听力下降而出现耳聋的症状呢？就是因为肾气虚了，耳窍得不到营养。另外，治疗老年性听力下降、耳聋，也需要从补肾着手。

开窍于二阴——肾是二便的"大管家"

二阴指的是前阴和后阴。

先来说说肾开窍于前阴。前阴指的是生殖和泌尿器官。因为肾主生长发育，主生殖，所以肾与前阴的关系是非常密切的。阳痿、早泄、滑精这些与前阴（生殖）有关的问题实际上都是肾的问题。

再来看看肾主后阴。大便的问题有时候也是与肾相关的。比如在临床上有很多老年人会出现大便秘结的问题，此病不是常规意义上的大肠的问题，也不是胃火的问题，而是肾虚推动力不足所导致的。所以有些老年人疾病的治疗，需要从补肾入手。有一味中药叫肉苁蓉，可以用来补肾通便，对老年人大便秘结有较好的治疗功效。临床上还能见到一种经常五更泻的病人，也就是五更天的时候病人就会上厕所，还有全身怕冷的症状，这也是典型的肾虚的问题，治疗也应该从补肾入手。

第二章

我肾虚吗——发现肾虚，知己知彼

1. 知道肾虚有哪些类型

肾阳虚——畏寒怕冷为主要特征

肾虚有几种类型，常见的有肾阳虚、肾阴虚、肾气不固、肾精不足等。中医养生和治病讲究对症，日常养肾补肾，分清肾虚类型是前提，不然盲目乱补，不仅难以起到应有的作用，甚至还会适得其反，带来负面影响。

先说说肾阳虚。

从原理上看，肾阳虚是由于年老体衰、久病伤阳、房劳伤肾、下元亏损、命门火衰、肾阳虚损等原因导致的肾的温煦、生殖、气化功能下降的表现。

肾阳虚有几个典型的表现，首先是畏寒怕冷。阳气就像身体里的小太阳，对身体起着温煦的作用，如果阳气不足，身体的"火力"不够，自然会出现畏寒怕冷的症状，下肢尤甚。

肾阳虚的第二个典型表现是面色黧黑或者苍白。阳气是运行气血的，肾阳不足，自然无力运行气血，就会出现面色苍白之感。如果肾阳虚衰过甚，人体阴寒内盛，肾脏之色（黑色）就会外现于面部，从而表现为面色黧黑。

肾阳虚还有几个典型表现：由于肾阳不足，不能鼓舞精神，人就会出现神疲乏力、精神委靡之态；肾虚不能上养清窍，脑窍失养，人就会出现头晕目眩的问题。同时还可表现为腰膝酸软、小便清长、夜尿增多、排尿无力、尿后余沥不尽、腹胀腹泻、五更泻、性欲减退，男子阳痿早泄、遗精滑精，女子宫寒不孕、带下清稀量多。如果看舌头，还会发现舌苔胖、苔白。

其实判定肾阳虚我们只要抓住几个主要的症状就可以了——畏寒怕冷、腹泻，如果有一些肾虚的典型症状，再加上这两点主要症状的话，我们基本上就可以断定有肾阳虚的问题。

治疗肾阳虚宜以温补肾阳为重点，同时根据不同的兼证而采用温补脾阳、温补心阳等方法。

肾阳虚的治疗，可以选用肉桂、鹿茸、淫羊藿、仙茅、巴戟天、杜仲、续断、肉苁蓉、锁阳、补骨脂、核桃仁、益智仁、菟丝子、蛇床子、紫石英、五加皮等中草药，也可选用金匮肾气丸、济生肾气丸、右归丸、青蛾丸等中成药（济）治疗。这些药物的适应证及使用方法，本书后文会有详细介绍，大家可以参考使用。如果有此类问题，建议先请专业医生诊断、治疗。

肾阴虚——上火为主要特征

肾阴是一身阴液的根本，阴液对人体起滋养濡润作用，肾虚便会水亏，人体得不到阴液的滋润，便会表现出类似上火的症状，诸如口干舌燥、五心（两个手心、两个脚心、一个心口）烦热、两颧发红、口唇红赤、盗汗（多发生于午后和晚上）、大便干结、小便短赤等。肾阴亏虚，男子受相火扰动，便会出现阳强易举、遗精早泄的问题；女子以血为用，阴亏则经血来源不足，便会出现经少、闭经等问题，同时还可能出现崩漏问题。

由于肾"主骨生髓通于脑"，肾阴不足，骨髓便得不到濡养，骨髓空虚，脑海便会不足，人就会出现失眠健忘、头昏耳鸣的问题。

从体型上看，肾阴虚的人一般形体消瘦。

大家可以把是否有上述症状作为是否有肾阴虚问题的简易判断参考。

对肾阴虚证的治疗，主要采用滋补肾阴的方法，可以用寒性、咸性药物。可选用生地黄、玄参、女贞子、墨旱莲、桑葚、石斛、龟甲、鳖甲等中药治疗，也可以选用六味地黄丸、杞菊地黄丸、知柏地黄丸、麦味地黄丸、明目地黄丸、左归丸、大补阴丸、二至丸、虎潜丸等中成药治疗。这些药物的适应证及使用方法，本书后文会有详细介绍，大家可以参考使用，建议先请专业人士诊治。

肾气不固——二便、精液、白带、月经有异常

什么是肾气不固呢？中医认为，肾藏精，具有储存封藏精气的功能；气有固摄作用，所以肾气只宜固藏，

不宜泄露。如果劳倦、淫欲过度、久病失养耗伤精气，肾气的固摄作用就会出现问题，从而出现肾气不固的症状。

肾气不固的症状有个明显的特征，就是表现为二便（大便、小便）、精液、白带、月经、孕胎异常。为什么会是这样呢？我说说原因。

"肾司二便"，肾气不固会使膀胱功能失常，于是小儿出现遗尿问题，成人出现昼尿频多、尿后余沥不尽、夜尿清长、小便失禁等问题。也可能出现后窍失约，致使大便滑脱、久泻不止、大便失禁等问题。

"肾主藏精"，肾气好比是守护肾精的门卫，如果肾气不固，门卫没有力气关门，身体里的精液、月经、白带等自然就会向外逃逸。所以，男人会出现精液自遗（即使不性交也会有精液流出，性交时又一触即发）、滑精、早泄的问题。女子会出现白带清稀，量多不止，或者经期过长，量少而淋漓不止的问题。孕妇可出现胎元不固、滑胎的问题。

肾气不固，治疗上应补肾固阳。由于气属阳，所以肾气不固属于阳虚的范畴，宜采用以温阳益气为主，佐以固涩的方法。

肾气不固可选用芡实、五味子、山茱萸、金樱子、沙苑子、海螵蛸、莲子、龙骨、牡蛎等中药治疗，也可选用金锁固精丸、水陆二仙丸、缩泉丸、茯菟丸、锁阳固精丸、五子衍宗丸等中成药治疗。这些药物的适应证及使用方法，本书后文会有详细介绍，大家可以参考使用。

肾精不足——生长发育不好、抵抗能力下降

精是构成人体、维持人体生命活动的基本物质。肾所藏的精包括两大部分，即先天之精和后天之精。

先天之精是从父母那里得来的，与生俱来，是构成胚胎发育的原始物质，也是产生新生命的物质基础。

后天之精来源于人出生后摄入的饮食营养，经过脾胃消化吸收，转化为能够被人利用的精微物质，水谷精微物质经过脾胃吸收，进入脏腑，被各脏腑利用、代谢后分成两部分，一部分转化为代谢物被代谢到体外，一部分转化成更加精微的物质（即后天之精）藏于肾中，对先天之精进行补充，以维持肾中精气的充盛。

先天之精与后天之精是相互促进、相互滋生的。先天之精旺盛，可以使人的生命活动旺盛，摄取水谷精微的能力强大，后天之精的来源才有保证；后天之精的来源充足，可以不断地补充先天之精，使先天之精更加充盛。我们日常养生，只有让身体走向这种良性循环，身体的健康才有坚实的保障。从这个角度也可以看出养肾对养生的重要作用。

肾精不足会影响到人的生长发育。《黄帝内经》中说："人之生也，有刚有柔，有弱有强，有短有长，有阴有阳。"说的就是肾精的重要作用。我们常常见到一些小儿发育迟缓、囟门迟闭、身材矮小、智力低下、动作迟缓、骨骼痿软，多与肾精不足有关。

肾是藏精的主要脏器，肾精可以生髓，髓充养骨骼，使骨骼健壮，牙齿坚固；髓充养于脑，则脑的生理功能得以充分发挥。如若肾精亏虚，不能生髓，则骨骼失养，牙齿脱落松动；髓海不足，则头昏神疲，智力减退。

肾精不足的人还容易患上多种疾病。这是因为肾精可以化气，而气相当于我们身体里面的卫士，对疾病有防御的功能。先天、后天之精充盛，则化气充足，防御能力也就比较强；若是肾精亏虚，肾气不足，身体的抵抗能力就会下降，人便更容易患病。

治疗肾精不足宜采用补肾填精之法。同时，由于肾精不足的患者，有的偏阳虚，有的偏阴虚，治疗的时候还应该根据阳虚和阴虚的轻重对症治疗，建议先请专业人士诊治。

肾精不足可选用熟地黄、紫河车、何首乌、枸杞子等中药治疗，也可选用河车补丸、七宝美髯丸、参茸丸等中成药治疗。这些药物的适应证及使用方法，本书后文会有详细介绍，大家可以参考使用。

2. 留意一下身体的异常

口咸——无缘无故地感觉口咸，应考虑肾虚的可能

临床上我经常遇见一些人说自己感觉口味有异常：有人觉得口是甜的，有人觉得口是苦的，有人觉得口是酸的，也有人觉得口是咸的。一般来说，口味异常往往是身体传递给人的健康信号。如果你无缘无故地觉得口咸，很可能意味着你有肾虚的问题。

它的理论根据是什么呢？五行和五脏以及五味是相对应的。五脏中的心、肝、脾、肺、肾与五味中的酸、苦、甘、辛、咸相对应。肾的五行属水，五味中的咸味也属水，它们的五行属性是相同的。中医里面咸味和肾的关系是最密切的，有咸味入肾的说法。

肾虚有肾阴虚和肾阳虚之分，如何在口咸的基础上进一步判断自己是肾阴虚还是肾阳虚呢？

肾阴虚的人，除了口咸外，往往还伴有咽干口燥、头昏耳鸣、腰膝酸软、五心烦热、失眠多梦等症状，如果看一下舌头，还会发现舌质红、舌苔薄。临床上我常采用滋阴降火的方法治疗，常选用大补阴丸、知柏地黄丸等中成药，可以参照药品说明书服用。

肾阳虚的人，除了口咸外，往往还伴有全身倦怠、气短乏力、畏寒肢冷、腰膝冷痛、腿软无力、夜间尿频等症

状，如果看一下舌头，还会发现舌质淡胖、舌边有齿印。临床上我常采用温补肾阳的方法治疗，常选用肾气丸合五味子丸等，可以参照药品说明书服用。

善恐——无缘无故地出现恐惧的感觉，应考虑肾虚的可能

人有喜、怒、思、忧、恐五种情绪，中医把它们称为五志，按照阴阳五行的说法，恐与五脏里的肾同属一行，恐属肾。

恐属肾有两方面的意思，一方面是说恐能伤肾，比如我们通常说的"吓得尿了裤子"，就是恐伤肾的表现：恐惧使肾受到伤害，肾控制水液正常代谢的功能出现异常，控制不住小便的正常排泄。另一方面是说恐惧是肾虚的表现，如果一个人无缘无故地有恐惧的感觉，往往说明有肾虚的问题。

这里要提醒大家的是，我们说的恐，与平时说的惊是有区别的。惊是事先自己不知道，事出突然而受到惊吓，比如你正在沉思一个问题，突然有人重重地拍了你一下，你吃了一惊。恐就是俗称的胆怯，自己事先是知道的，就是害怕。

由肾虚导致的善恐，一般会同时伴有头脑发空、健忘、腰膝酸软等症状，大家可以把这一特点作为判断的参考。

表现出善恐的肾虚，有肾阴虚证和肾阳虚证两个证型。

肾阴虚的人，在恐惧的同时还伴有手足心热、心烦失

眠、遗精盗汗等症状，如果看看舌头，还会发现舌质红、舌苔少而干。临床上我常用益肾填精、滋补肾阴之法，多选用六味地黄丸等中成药治疗（使用方法参照药品说明书或遵医嘱）。

肾阳虚的人，在恐惧的同时还伴有怕冷、四肢发凉、疲惫乏力等症状，如果看看舌头，还会发现舌质淡嫩、舌苔白。可选用金匮肾气丸等中成药治疗（使用方法参照药品说明书或遵医嘱）。

畏寒——怕冷，应考虑肾虚的可能

生活中我们常常见到两种人，一种人火力十足，比如一些小伙子，大冬天穿得很少也不怕冷；另一种人畏寒怕冷，经常手脚冰凉。这是怎么回事儿呢？主要跟人体阳气是否充足有关。中医认为，人体阳气充足，能够抵御寒冷，维持正常体温，不会产生怕冷的感觉；如果人体阳气虚弱，不能温煦机体，就会产生寒冷的感觉。

人体阳气遍布全身，无处不在，每个脏腑都有阳气，从本质上说，肾是阳气产生的根源。肾是先天之本，内藏真阴真阳，也叫肾阴、肾阳，肾阴是人体阴液的根本，肾阳是人体阳气的根本。畏寒怕冷是阳虚的表现，阳虚的根源是肾阳虚，所以畏寒的根源在肾。从专业角度说，每个脏腑的阳虚都可以导致畏寒怕冷，但其他脏腑的阳虚都跟肾阳虚有关。所以，治疗所有类型的畏寒都要涉及温补肾阳。

那么，如果你有畏寒的症状，如何判断是否是肾阳虚引起的呢？肾阳虚引起的畏寒，常常伴有精神不振、腰膝酸软冷痛、面色黧黑、小便清长频数等症状。另外，男子会有阳痿、早泄、滑精的问题，女子会有白带清稀、宫寒不孕的问题。

治疗这类问题，宜采用温补肾阳法，可选用右归丸等中成药治疗（使用方法参照药品说明书或遵医嘱）。

打哈欠——哈欠连连，经久不止，应考虑肾虚的可能

打哈欠是生活里经常遇到的生理现象，一般在身体疲倦欲睡时，或者在酣睡中被人叫醒时都会发作，这些时候打哈欠属于正常生理现象，不必担心。但如果不拘时间，在不疲倦的时候哈欠连连，经久不止，可能说明你有肾虚的问题，应引起足够重视。

打哈欠怎么跟肾虚联系起来了呢？道理很简单：肾是先天之本，肾中所藏的精气是人体生命活动的原始动力，肾精充足，人的精神和形体都能得到充足的濡养，则精力充沛、体力充沛；如果肾中精气不足，人的精神和形体得不到充足的濡养，则精神委靡、神疲乏力，常常哈欠连连。这类人同时还会伴有形寒怕冷、四肢不温等症状。

打哈欠所表现出的肾虚一般是肾阳虚证，这类人除了哈欠连连、神疲乏力外，还常常伴有面色白而无华、形寒肢冷、食少腹胀、大便溏泻、夜尿增多（或者小便清长）

等症状，如果看看舌头，还能发现舌质淡、舌苔白、口唇青紫等症状。

在临床上我常采用补肾壮阳祛寒之法，多选用麻黄细辛附子汤（麻黄 6 克、细辛 3 克、制附子 6 克）治疗。

打喷嚏——喷嚏频频，经久不止，应考虑肾虚的可能

打喷嚏是一种常见的生理现象，很多人都有过打喷嚏的经历。人为什么会打喷嚏呢？中医认为有两种情况。

一种情况是急性打喷嚏，多发生于气候突然变凉之时、身体受凉以及感冒流行的时候，多与感冒症状同时出现，感冒好了，喷嚏也就停止了，这种情况的打喷嚏属于实证。大家都见过压力锅吧？压力锅上有个放气孔，使用压力锅时，如果不在放气孔上放置压力阀，锅内的蒸汽能够自由排出锅外，锅内便没有多少压力；如果把压力阀放在放气孔上，锅内的蒸汽不能自由排出锅外，锅内的压力便会逐渐增高，达到一定程度后便把压力阀顶起，放出多余的蒸汽。急性打喷嚏和压力锅的原理差不多，当外界的邪气太盛，侵袭人体导致肺气被郁，卫气得不到正常的宣发，被压制到一定程度后便会集中"喷发"一次，这就出现了打喷嚏现象。

另一种情况是肾气虚引起的打喷嚏。身体里的卫气就像人体的卫士一样，是抵御外邪的主要力量，它根源于人体的下焦肾，滋养于中焦脾，宣发于上焦肺。如果人体的

肾气虚弱，卫气的来源就会不足，到达卫气的宣发通道——肺的卫气就少，肺就不能正常宣发卫气，于是出现打喷嚏的现象。

肾气虚引起的打喷嚏，往往是喷嚏频频，经久不止，同时伴有疲乏无力、腰膝酸软或疼痛、面色无华、怕冷、手足不温等症状，以过敏性鼻炎患者为多。

对于肾气虚引起的打喷嚏，仅仅靠祛邪是难以治愈的，应补肾以固本，让肾气旺盛，卫气充足，身体抵御外邪的能力增强。

与打喷嚏相关的肾虚有肾阴虚证和肾阳虚证两种。

有肾阴虚证的人，除了喷嚏频频、日久不愈外，还伴有鼻痒、流浊鼻涕、咽干咽痛、头昏耳鸣、五心烦热等症状，若看看舌头，还会发现舌质红、舌苔少等现象。治疗时宜用滋补肾阴之法，可用知柏地黄丸治疗（使用方法参照药品说明书或遵医嘱）。

有肾阳虚证的人，除了喷嚏频频、日久不愈外，还伴有鼻塞、流清鼻涕不止（早晚时较重）、畏寒、四肢不温、面色无华、腰膝酸软等症状，如果看看舌头，还会发现舌质淡、舌苔白等现象。治疗宜用温补元阳法，可选用桂附地黄汤（肉桂 6 克、制附子 6 克、熟地黄 15 克、山药 10 克、山萸肉 10 克、茯苓 15 克、泽泻 15 克、丹皮 10 克）合麻黄细辛附子汤（麻黄 6 克、细辛 3 克、制附子 6 克）治疗。

唾液异常——无论唾液多还是少，都应考虑肾虚的可能

唾液分为唾和涎，唾和涎均为口里面的津液，比较稠的为唾，比较稀薄的为涎。中医将汗、涕、泪、涎、唾称为五液，并认为五脏化五液：汗为心之液，涕为肺之液，泪为肝之液，涎为脾之液，唾为肾之液。从五行的角度看，唾属肾。

肾是先天之本，人体所有生命物质都来源于肾，并储藏于肾。肾阴是人体阴液的根本，肾阳是人体阳气的根本。人体所有的阴液都来源于肾，并储藏于肾，以滋养身体。

在五脏中，肾的位置最低，位于下焦，人体全身的阴液都会下行汇入肾，犹如百川归海。《素问·上古天真论》说的"肾者主水，受五脏六腑之津液而藏之"就是这个道理。

肾阳好比身体里的一轮太阳，肾中的阴液在这轮太阳的蒸化作用下，通过经络输布于全身，滋养人体的四肢百骸和脏腑组织。

肾中所藏的阴液到达口中就可以滋润口舌。唾液是肾精所化，对人体具有滋养作用，所以很多练功的人都会舌抵上颚，通过呼吸和意念的引导，使唾液缓慢地分泌出来，等到唾液满口时咽下，让它回到身体里滋养肾精，从而起到强身健体、延年益寿的作用。

为什么说唾液过多或者过少都可能有肾虚的问题呢？

道理很简单：正常情况下，口中的唾液适中，让人既不觉得口中干燥，也不觉得口水过多。如果肾阴虚，肾中的阴液分泌不足，唾液就会变少；如果肾阳虚，肾中的阴液分泌过多，唾液就会变多。所以，无论是唾液过多，还是唾液过少，都说明可能有肾虚的问题。

如果你唾液过多，同时伴有头晕目眩、心悸气短、面色发黑等症状，如果看看舌头，还能发现舌质淡嫩、舌苔白滑，基本可以断定这是肾阳虚弱引起的唾液过多，治疗宜用温肾化气、固摄精液之法，可用金匮肾气丸治疗（使用方法参照药品说明书或遵医嘱）。

如果你唾液过少，除了口中干燥唾液少以外，常常还伴有心烦失眠、眩晕耳鸣、手足心烦热、骨蒸潮热、大便秘结、小便短黄、形体消瘦等症状，如果看看舌头，还能发现舌质红绛、舌苔少或者无苔的现象，基本可以断定这是肾阴虚引起的唾液过少。治疗宜用补肾养阴生津之法，可用六味地黄汤（生地黄 15 克、山药 10 克、山萸肉 10 克、茯苓 15 克、泽泻 15 克、丹皮 10 克）合增液汤（生地黄 15 克、玄参 15 克、麦冬 10 克，因为前方中已有生地黄，所以本方中就可以不用了）治疗。

面色黧黑——面色发黑且晦暗无光，应考虑肾虚的可能

中医将红、青、黄、白、黑五色与五行相配，黑色属水；将心、肝、脾、肺、肾五脏与五行相配，肾属水。五

脏中的肾与五色中的黑色同属于水，所以黑色与肾以类相从，黑色属肾，黑色的事物大多与肾有关。

从人的面色来看，如果面色发黑并且晦暗无光，就要考虑是不是肾虚了。

可能有人不同意了，说我生下来面色就比别人黑，难道也是肾虚？还有人说了，前阵子我晒日光浴，晒黑了，难道也是肾虚？上面说的这两种面色黑，一种属于生理性面黑，一种是阳光暴晒造成的，都属于正常范畴里的面色黑，与我这里要说的属于肾虚造成的面色黑是有区别的。这两种面色发黑往往黑里透红，乌黑有光泽，是肾气充足的表现。肾虚造成的面色黑，往往晦暗、无光泽，黑得就像烟熏的一样，看上去有一种不干净的感觉。

由肾虚造成的面色发黑，有肾阳虚和肾精亏虚两种证型。

如果你面色发黑且晦暗无光，还伴有耳聋耳鸣、全身怕冷、四肢发凉、腰膝酸软、小便清长（量多，颜色清白）、大便溏泻、尿量减少、水肿（腰部以下明显）的症状，如果看看舌头，还发现有舌体胖大、舌质淡嫩、舌苔白的现象，可以断定你有肾阳虚的问题。治疗时宜选用温补肾阳之法，可用右归丸治疗（使用方法参照药品说明书或遵医嘱）。如果有水肿的问题，宜用温肾利水之法，可用真武汤（制附子 10 克、茯苓 15 克、白术 10 克、白芍 10 克、生姜 10 克）治疗。

如果你面色发黑且晦暗无光，还伴有耳轮焦枯、头昏耳鸣、腰膝酸软、头发脱落、牙齿松动、健忘、精神恍惚、足痿无力等症状，如果看看舌头，还发现有舌质红的现象，可以断定你有肾精亏虚的问题。宜选用益肾填精之法，可选用左归丸（使用方法参照药品说明书或遵医嘱）合紫河车粉（即胎盘粉）6克（冲服）等治疗。

此外，全身皮肤发黑、眼圈发黑也应考虑肾虚的可能。

耳轮焦黑——耳轮颜色发黑且晦暗无光，应考虑肾虚的可能

"耳朵大有福"，这句俗语尽人皆知。耳朵作为人体的听觉器官，怎么就跟人的幸福联系起来了呢？这是因为，在中医理论中，目、舌、口、鼻、耳这五官与肝、心、脾、肺、肾五脏相配属，耳属肾，耳为"肾之外窍"，由肾气所主。

一方面，耳朵的听觉功能与肾气的盛衰密切相关，肾好，听力就好；另一方面，耳轮的荣枯与肾精的盛衰密切相关，耳轮是肾精是否充足的外在表现——这就是"耳朵大有福"的中医理论依据。

一般来说，健康的人，耳轮饱满、红润、有光泽；耳轮发黑、晦暗无光，看上去有不干净的感觉，则说明可能有肾虚的问题。

如果你耳轮焦黑且晦暗无光，并伴有头晕目眩、口干咽干、五心烦热、失眠、遗精、盗汗、腰膝酸软等症，如果看看舌头，还会发现有舌质红、舌苔少的现象，说明你有肾阴虚的问题，治疗宜用滋补肾阴之法，可选用左归丸合二至丸治疗（使用方法参照药品说明书或遵医嘱）。

如果你耳轮焦黑且晦暗无光，并伴有畏寒肢冷、倦怠乏力、腰膝酸软、遗精、阳痿等症状，如果看看舌头还发现有舌质淡、舌苔白的现象，则说明你有肾阳虚的问题，治疗宜用温补肾阳之法，可选用右归丸合五子衍宗丸治疗（使用方法参照药品说明书或遵医嘱）。

牙齿松动——凡是牙齿松动，都应考虑肾虚的可能

前文我说过，肾主骨，骨靠肾精滋养，肾好骨才好。而齿为骨之余，骨头的好坏直接影响到牙齿的好坏。所以，肾与牙齿有着密切关系，肾虚则骨失所养，牙齿就会不坚固，出现牙齿松动的问题。

肾阴虚和肾气虚均会导致牙齿松动。

如果你牙齿松动而干燥、隐隐作痛，并伴有头晕、耳鸣、脱发、腰酸的症状，如果看看舌头，还发现有舌体瘦薄、舌质红嫩、舌苔少或无苔的现象，一般可断定是肾阴虚。我在临床中发现，出现这类问题的人，往往有房事过度史，或者有遗精史。治疗宜用滋阴补肾固齿之法，可选用六味地黄丸，或用滋阴清胃固齿丸治疗（使用方法参照

药品说明书或遵医嘱）。

如果你牙齿松动、牙龈淡红，并且伴有咀嚼无力、少气懒言的症状，如果看看舌头，还发现有舌质淡、舌苔白的现象，可断定是肾气虚，治疗宜用补肾固齿之法，可选用还少丹治疗（使用方法参照药品说明书或遵医嘱）。

3. 找找身上的疼痛

足心痛——涌泉穴处有疼痛等异常感觉，应考虑肾虚的可能

涌泉穴在哪儿？它位于脚心附近。取穴的时候，把脚底板（不算脚趾）分成 3 等份，前 1/3 的足心凹陷处便是。

涌泉穴被称为长寿穴，经常按摩它能够疏通肾经气血，起到健体益寿的作用。

为什么涌泉穴处有疼痛或者异常感觉应考虑肾虚的可能呢？这跟它的特点相关。涌泉穴是肾经的井穴。我们日常生活中的井是泉水涌出的地方，古人根据经脉之气的运行情况，把经脉之气涌出的部位称为井穴。一般来说，脏腑有病变会在与之对应的经脉上表现出来，肾脏有病变，肾经上就会有所体现。临床中，我们发现作为肾经的井穴，当肾脏有病变时，涌泉穴处表现尤为明显，往往感觉疼痛、

酸胀、麻木，如果用手指轻按该处，感觉会更明显。

如果你的涌泉穴处出现疼痛、酸胀、麻木、烦热等异常感觉，并且伴有五心烦热、口干咽干、潮热盗汗、失眠多梦、腰膝酸软或疼痛、小便发黄、大便偏干等症状，如果看看舌头，还发现有舌质红、舌苔少等现象，可以断定有肾阴虚的问题。治疗宜用滋阴补肾通络之法，可选用六味地黄丸合五子衍宗丸治疗（使用方法参照药品说明书或遵医嘱）。

足跟痛——不管足跟一侧或两侧疼痛，都应考虑肾虚的可能

为什么肾虚会导致足跟（脚后跟）痛呢？原因有两个。

首先，肾经循行经过足跟，因为脏腑的病变会在对应的经脉上表现出来，所以肾虚时肾经循行经过的足跟处会出现疼痛感。

有人可能会说了，肾经在人体循行的部位很多，怎么偏偏会足跟痛？是这样的，足跟是人体的负重点，在人体的所有部位中，它承受的重量最大，所以足跟部位自然比其他部位的疼痛要明显一些。

如果你的足跟疼痛（主要表现为久立或久行后疼痛），且局部的皮肤不红肿，并伴有头晕耳鸣、两眼昏花、五心烦热、腰膝酸软等症状，如果看看舌头，还发现有舌质红的现象，一般能断定是肾阴虚。临床中，我的这类患者多

有纵欲过度的历史。治疗宜用滋补肾阴之法，可选用左归丸治疗（使用方法参照药品说明书或遵医嘱）。

如果你的足跟疼痛（主要表现为久立或久行后疼痛），且局部的皮肤不红肿，并伴有头晕耳鸣、两眼昏花、腰膝酸软发凉、手脚不温的症状，如果看看舌头还发现有舌质淡、舌苔白的现象，一般可以断定是肾阳虚。临床中，我的这类患者多有强力劳伤的历史。宜用温补肾阳之法，可选用右归丸治疗（使用方法参照药品说明书或遵医嘱）。

股阴痛——大腿内侧疼痛，应考虑肾虚的可能

股指的是大腿，阴指的是内侧，骨阴痛也就是大腿内侧疼痛。《黄帝内经》中有股阴痛的记载，如《灵枢经筋篇》说："足太阴之筋……上循阴股，结于髀，聚于阴器。"那么肾虚为什么会出现股阴痛呢？这是因为大腿内侧是肾经经筋经过的部位，如果肾的精气虚损，导致经筋失养，就会出现循行部位的疼痛。

出现大腿内侧疼痛，不管是单侧还是双侧疼痛，都应该考虑肾虚的可能。

如果你大腿内测疼痛发凉，日久不愈，并且伴有四肢不温、怕冷、腰酸腰痛、足膝无力的症状，或者大腿内侧抽掣冷痛，连及阴囊，或者遗尿、脱肛，甚至下肢无力或

肌肉瘦削，耳鸣失聪，一般可以断定是肾阳虚，宜采用温阳通络之法，可选用金匮肾气丸合小活络丸治疗（使用方法参照药品说明书或遵医嘱）。

胫酸——小腿酸软无力，应考虑肾虚的可能

胫酸即小腿酸软无力。胫酸为肾的问题。《黄帝内经》中说："精脱者，胫酸，耳聋也。"这句话的意思就是肾精虚脱会出现胫酸耳鸣。此外，因为肾主骨，肾精不足的话，骨头不能得到充分滋养，小腿自然也会出现酸痛的感觉。所以小腿老是酸的话，应考虑肾虚的可能。

如果你的两条小腿发酸，局部有风吹似的凉感，腰膝酸软无力，并且伴有面色黧黑、气短、小便频数、尿有余沥的症状，男性伴有阳痿症状，如果看看舌头，还发现有舌质淡红、舌苔薄白的现象，可以断定是肾气虚，宜用益气补肾之法，可选用大菟丝子丸治疗（使用方法参照药品说明书或遵医嘱）。

如果你的两条小腿发酸，且有灼热感，并且伴有五心烦热、头晕耳鸣、面色潮红、口干咽干的症状，男性伴有夜梦遗精的症状，如果看看舌头，还发现有舌红少苔的现象，可以断定是肾阴虚，宜采用育阴补肾、佐以清泻相火之法，可选用知柏地黄丸治疗（使用方法参照药品说明书或遵医嘱）。

肾俞穴、京门穴处疼痛——肾俞穴或京门穴处有疼痛等异常感觉，应考虑肾虚的可能

肾俞穴是肾的背俞穴，它位于背部第 1 腰椎棘突下旁开 1.5 寸处。肾俞穴是肾脏之气输注于背部的穴位，如果感觉有异常，比如有酸、麻、胀、痛等感觉，应考虑肾虚的可能。

京门穴是肾的募穴，它位于胸腹部第 12 肋骨游离端的下方。京门穴是肾脏之气输注于胸腹部的穴位，如果感觉有异常，比如有酸、麻、胀、痛等感觉，应考虑肾虚的可能。

4. 对着镜子看看自己的舌头

舌头与五脏六腑通过经络相互联系，因此，五脏六腑的气血津液以及功能状态都能够通过经络在舌头上反映出来，这就是中医把舌诊作为诊断手段的重要原因。

中医舌诊，主要看舌质、舌苔等。舌质也称舌体，是舌头的肌肉脉络组织。舌苔是舌体上附着的一层苔状物。

正常的舌头，舌体胖瘦适中，转动灵活；舌质淡红、润泽；舌苔薄白，颗粒均匀，干湿适中，薄薄地铺在舌面之上，揩之不去。

对普通读者来说，如何通过舌诊辅助诊断自己是否有

肾虚问题以及是哪种类型的肾虚呢？我简单说说。

（1）舌体比正常舌体瘦小，舌质呈绛红色，比正常舌质红，舌面无苔，是肾阴虚的表现。

（2）舌面上有多少不等、深浅不一、形态各异的裂纹，是为肾阴虚的表现。

（3）舌面没有舌苔，光洁如镜，是肾阴虚损严重的表现。

（4）舌质红，舌苔边发黑且干燥，甚至干裂，或者生芒刺，是热邪极盛、肾阴枯竭的表现，属于危重症候。

（5）舌体比正常舌胖大，舌质娇嫩，比正常舌淡，舌边有齿印，舌苔白，是肾阳虚的表现。

（6）舌质淡，舌苔黑而滑润，是肾阳虚衰的表现，属于危重症候。

第三章

未病先防——找出病因，防微杜渐

1. 内因伤肾

先天不足——父母给的健康基础不好

肾是生命之源。在孕育之初，如果父母的肾气充盈，先天禀赋好，那么生育出来的孩子就会生机旺盛，抗病能力强。相反，如果父母体弱多病，精血亏虚，生育出来的孩子就会脾肾虚弱，发育迟缓，甚至疾病缠身。

肾精就相当于植物的种子，种子质量的好坏关系到植物以后的生长状况。种子质量不好，植物长得矮小不说，叶子还萎黄，一点儿精神都没有；如果种子质量好，那么植物就会充满生机，长得也非常茂盛。同样，如果父母体弱多病，生出来的孩子身体往往不好。

中医认为先天禀赋不足是导致子女肾虚的主要原因。生活中，我们经常可以看到这样的现象：有些小孩生下来后，没有头发或头发稀少，长大后也仍然稀疏难长；有的小孩牙齿长得很晚；有的长到两三岁后，仍站不稳，行走无力；有的小孩满周岁后，头项仍软弱下垂、咀嚼无力，时流清涎、手不能握拳……中医称这些现象为"五迟五软"，多是先天禀赋不足、发育不良所致。

明代著名医学家汪绮石认为："因先天者，指受气之初，父母成年已衰老，或乘劳入房……精血不旺，致令所生之子夭弱。"用通俗一点儿的话讲，就是孕育之始，如果父母体弱多病，精血亏虚，或酒后行房，或年龄很大才开始要孩子，生下来的孩子就会出现肾精亏虚的情况。当然，先天禀赋不足的孩子，如果后天喂养得法，也可以补先天精气，减少疾病的发生。如果先天不足，后天失养，那么易致形体瘦弱，发育迟缓，产生一系列健康问题。

七情过激——情绪变化太过不利于肾脏健康

七情六欲，人皆有之。喜爱或厌恶、愉快或忧愁、振奋或恐惧等都是人类正常的情感活动。喜、怒、忧、思、悲、恐、惊七情的变化，若是在正常的范围内，不会引起什么病变。但是如果七情太过，就会引发肾功能障碍。

长期恐惧，会伤了肾气。我们知道肾气有固摄肾精的作用，肾气一伤，固摄无力，精就容易外流，造成遗精。情绪失常也会伤肾，易导致肾阴虚。一会儿高兴、一会儿悲伤，喜怒哀乐无常，或者经常精神紧张的话会影响气在身体里面的运行。气在身体里面横冲乱撞就会化火，导致肾阴不足，肾经不通。阴虚则火旺，肾水不能上济于心，心火偏亢，又会出现头晕、心悸、失眠、多梦、耳鸣、腰酸、咽干口燥、舌红少苔等症。由于气运行失常，肾经不通，肾经循行的部位还会出现疼痛感。所以为了保持肾脏健康，平时应尽量保持心情舒畅。

劳逸失当——过度劳累与过度安逸都会伤肾

无论是工作还是生活中总有这样一些人：他们总觉得工作的时间不够，白天忙了一天后，晚上回到家里面还会加班加点地忙。似乎只有这样，才能让自己真正充实起来。这样一年半载还吃得消，可是时间一长，身体受不了了。这是因为劳累会耗气，劳累过度的话就会损伤肾气，导致肾气虚，出现腰酸腿痛、腿肿、尿中泡沫增多且不易消退、血尿、夜尿增多、尿量减少等症。

劳逸失当还有一层意思就是房事过度。房事过度的话会损伤肾气，男子可出现滑精、早泄、阳痿等症；女子则会出现月经不调、白带多等症，严重的话还会导致怀孕困难或者流产。

过度安逸同样会引起肾虚。人过度安逸，不劳动，不运动，脏腑功能就会减弱，从而导致气血运行不畅，致使肾的气化功能失调。

饮食不节——肾虚的重要病因

中医养生，很看重"饮食有节"。《黄帝内经》中说："饮食有节……故能形与神俱，而尽终其天年，度百岁乃去。"《管子》中说："饮食节……则身体利而寿命益；饮食不节……则形累而寿命损。"《千金要方》中也说："饮食过多则聚积，渴饮过多则成痰。"

什么是饮食有节呢？饮食有节是指饮食要有节制，不能随心所欲，要讲究吃的科学和方法。饮食有节的反面就是饮食不节，饮食有节有利于健康，饮食不节不仅不利于健康，还是肾虚的重要病因。

饮食不节有几个方面的表现。首先是饮食过量。"饮食自倍，肠胃乃伤"，过量的饮食会导致脾胃功能受损。其次是长期进食肥甘厚味、辛辣煎炸的食物，使脏腑生热，脾热炽盛，引起脾胃功能障碍。其他如饮食不规律、不卫生等，也会造成脾胃功能的损伤。

为什么说饮食不节是肾虚的重要病因呢？道理很简单：肾是先天之本，脾胃是后天之本，如果饮食不节导致脾胃损伤，吃进身体里的食物就难以被脾胃正常运化，导致后天之精供给不足，肾中的先天之精缺少后天之精的补充、滋养，肾中的精气就会不足而生病。

2. 外因伤肾

六淫——外在环境有时会成为"健康杀手"

人生活在自然界中，不可避免地要经受风吹雨打、天寒地冻的考验。天气突然变冷容易使人着凉感冒，长期在炎热的环境中工作容易使人中暑，我们只有适应外界环境变化才能少生病。中医把风、寒、暑、湿、燥、火称为六淫，认为它们是让人致病的外在因素。

一般情况下，六淫是不会让人致病的，但当六淫超过了人的承受能力的时候，人就会生病。六淫多与季节气候、居住环境有关。比如春季多风，夏季多暑，秋季多燥，冬季多寒，居住环境潮湿容易外感湿邪。

六淫往往是合力对人体发起进攻的，比如风与寒、风与热、寒与湿，湿与热，热与燥往往共同侵犯人体。如风寒感冒，就是风邪和寒邪同时侵入人体造成的。在各种外邪之中，寒邪是肾脏最大的敌人。寒邪损伤肾脏经络，会导致经脉收缩、气血运行受阻、阴阳失衡，严重的话会危及生命。

怎样避免六淫伤肾呢？主要从日常生活细节入手。如经常参加体育锻炼，在季节转换、气候变化剧烈的时候注意增减衣服，合理饮食、不挑食偏食，起居规律等。

瘀血——经脉不通易伤肾

很多孩子小的时候比较淘气，尤其是一些男孩子，更是比较好动。经常跑来跑去，磕磕碰碰也是难免的事情。磕碰之后，孩子身上往往就会青一块、紫一块的。这其实就是瘀血了。

除了外伤会导致瘀血外，一些脏腑疾病也会导致瘀血。一般来说，瘀血是脏腑功能失调的病理产物。大家可能都听说过这样的名词："气虚血瘀"、"阳虚血瘀"、"气滞血瘀"、"湿浊血瘀"。为什么气虚、阳虚等会导致血瘀呢？道理很简单，气机不足不能推动血液运行或者阳气不足不能温煦血液等都会产生瘀血。

瘀血会损伤经络，经络是气血运行的地方。经络损伤，气血运行不畅，就容易导致肾虚。所以，从养肾护肾的角度看，应尽量避免身体产生瘀血。

外伤——血液循环不畅易伤肾

外伤包括枪弹伤、跌打损伤、烧烫伤等。外伤轻则伤及表皮，重则损及内脏，但无论是伤及表皮还是损及内脏，都会损伤脉络，致使血液不循常道而溢出脉外变成瘀血。上文说过，瘀血是肾虚的重要致病因素，所以外伤容易引起肾虚。

另外，外伤往往引起情志异常，比如惊恐过度，恐则气下，造成气机逆乱，肾气受损。前文我们说过，七情过激易伤肾，所以，外伤引起的情志异常也是肾虚的重要诱因。

药物损伤——长期大量服药加重身体负担

南方地区的人特别喜欢"补"。我们知道，补通常可分为两种，一种是食补，一种是药补。食补这里我们不提，单说药补。很多患者为了能尽早摆脱肾虚的困扰，往往会选择药补的方法来调理肾脏。但是我们要认清这样一个问题：肾虚有阳虚和阴虚等不同类型，需要辨证施治，在分不清肾虚类型的情况下乱用补肾药物，比如肾阴虚的人服用了壮阳的药物，肾阳虚的人服用了滋阴的药物，不仅难以起到补肾的作用，而且会适得其反，加重肾虚状况。

误补会伤肾，误治也会伤肾。有一些医生，由于医术不精或者责任心不强等原因，给患者开的药物配伍不当，或者剂量过大，或者开错了药方，都容易使患者正气受损，伤及肾脏，引起肾虚等问题。

另外，是药三分毒，补肾用药也好，其他治病用药也罢，如果长期大量服用，都会给身体增加排毒的负担，势必对肾脏造成影响。所以，从养肾护肾的角度看，无论是养肾还是治疗其他疾病，长期大量服药都是不可取的。

第四章

凡事预则立——
关于养肾、补肾的几个必知

1. 养还是补——养肾、护肾、补肾有什么区别

从概念上来说，养肾、补肾、护肾是有区别的。

先说说补肾，这个词儿中国老百姓再熟悉不过了，它是中医的治疗方法，一般离不开补肾的中药。养肾和护肾就不一样了，养是休养，护是保护。应注意在日常的饮食、起居、健身等方面来保养肾脏，使其得到充分的休养。人有肾虚的病症了需要通过补的方法治疗，人没有肾虚的问题，可以通过养肾、护肾的方法保健，一个是治疗，一个是预防，这就是它们的区别。

所以，补肾是需要服药的，只要是药物就有药性，需要谨慎对待。大家切不可在没有多少医学常识的情况下乱用补药，否则不但难以起到应有的效果，甚至还会影响健康。建议大家觉得有肾虚问题的时候，一定要先看医生。

2. 何时补肾效果好——补肾的年龄、季节和时辰

40 岁与 35 岁——男人和女人肾气转衰的"分水岭"

肾虚就要补肾，这是毋庸置疑的，那什么时候开始补肾最好呢？这是根据人体肾气的变化规律来确定的。

《黄帝内经》中记载，人的生命过程是肾中精气由弱到强，再由盛转衰，直到消亡的过程。肾气的变化规律男女并不完全一致，女子以 7 岁为一个变化周期，男子以 8 岁为一个变化周期。女子 35 岁（五七）、男子 40 岁（五八）是肾气由盛到衰的转折点。《素问·上古天真论》中记载，女子"五七阳明脉衰，面始焦，发始堕"，即女子到五七（35 岁）的时候，面容开始憔悴，头发开始脱落；男子"五八肾气衰，发堕齿槁"，即男子到五八（40 岁）的时候，头发开始脱落，牙齿变得枯槁。而头发和牙齿都是靠肾气滋养的，反映的是肾气的盛衰。而女子是在五七、男子是在五八的时候头发和牙齿开始有变化的，所以女子 35 岁、男子 40 岁肾气开始虚弱，对正常人来说，女子最好从 35 岁开始，男子最好从 40 岁开始补肾。

冬季——养肾的最佳季节

《素问·四气调神大论》说："冬三月，此谓闭藏，水冰地坼，无扰乎阳。"四季之中，冬季是藏的季节，五脏之中，肾是主藏的脏腑。所以冬季是养肾的季节，冬季养肾的核心是什么呢？那就是"无扰乎阳"。

冬三月阳气闭藏的目的是为了使阳气得到蓄积补充，即蓄养阳气，到春季的时候有充足的阳气供给生命的生发，所以不能打扰、干扰阳气闭藏。在一天的小周期中，夜晚就是阳气闭藏的时段，人体的阳气要通过睡眠蓄积补充。如果在深夜熟睡的时候老有人打扰你，你将是一种什么感觉呢，你会觉得特别难受，而且第二天会无精打采。这就是阳气不能闭藏的结果，长此以往，身体就会垮掉。如果你将树根刨起来，暴露在地面上，阳气就会散失，生命就会消亡，到来年的春天这棵树就不能发芽生长。这就是"无扰乎阳"的原因。《内经》中还说"冬伤于寒，春必病温"，就是说如果冬天没有保护好阳气，被寒邪所伤，到了来年的春天就容易得温病，温病就是现在西医所说的传染病。

冬三月的主题是养藏，养藏就是养肾。其具体措施有以下几方面。

第一是"早卧晚起，必待日光"。冬天夜长昼短，是为了让阳气得到充分的闭藏，生命得到充分的休养。冬天不要辜负漫漫长夜，天黑就睡觉，一直要睡到太阳出来了再起床，这是我们的阳气闭藏是否充分的时间标准，也是我们冬天养藏的时间标准。其实，冬三月遵循的仍然是日出而作、日落而息的基本规律。

第二是"使志若伏若匿，若有私意，若已有得"。将自己的心事、情志藏匿隐伏起来，不要暴露，不要被外人看出来；就像有什么私心似的，就像已经得到了自己渴望已久的东西似的，暗暗高兴，不要再到外面去寻觅了，冬三月就是要"玩深沉"。

第三是"去寒就温"。冬三月养藏之道的目的是使阳气得到蓄积补充，使阳气闭藏得越严密越好。房屋要关严实，睡觉要多盖被子，出门要多穿衣服，甚至戴上帽子、口罩、手套等，这样做就可以去寒就温，就可以达到藏的目的。

第四是"无泄皮肤，使气亟夺"。无泄皮肤就是不要使皮肤开泄出汗，因为出汗可使阳气外泄，阳气就不能藏了。所以，冬三月尽量不要运动，不要出汗。治疗的时候也要尽量少用发汗的药，少用汗法。虽然现在有人强调生命在于运动，但是不同季节运动的方式是不一样的，按照《内经》的要求，冬三月要以静为主，以藏为主。

以上措施的目的就是要从形体，到动作，到心灵都处于闭藏的状态，顺应冬三月养藏之道。

养藏就是养肾。

酉时——养肾的最佳时辰

补肾的时辰是酉时。

酉时相当于现在 24 小时制的 17～19 点，也就是下午的 5～7 点。

如果一个单位需要 24 小时值班，12 个人排班则是每人两个小时，就是一个时辰，肾排在什么时间呢，就是酉时。所以酉时找肾经是最方便的，也是最可靠的，补肾当然也是酉时最好了。凡是服补肾药物、针灸补肾穴位，都是酉时疗效最好。

下面是十二脏腑的时辰歌，大家可以参照保养其他脏腑。

肺寅大卯胃辰宫，

脾巳心午小未中，

申胱酉肾心包戌，

亥焦子胆丑肝通。

第五章

用好养肾的经络和穴位——
敲肾经，用穴位

1. 肾经及肾经上的养肾大穴

肾经——身体里的养肾"百宝箱"

人体有五脏六腑，有12条经脉（十二正经），这五脏六腑和十二正经很有意思，每一条经脉对应一个脏腑，比如肝脏与肝经对应，肾脏与肾经对应。《内经·海论》说："十二经脉者，内属于脏腑，外络于支节。"这句话非常简洁地概括了十二正经与脏腑之间的关系：12条经脉，在人体内部，隶属于所对应的脏腑，在人体外部，分布于四肢、头和躯干。根据这一特点，我们能够发现一个养生保健的小窍门：保养人体内部的脏腑，可以通过刺激位于体表的与该脏腑对应的经络。比如说，保养肾脏，对位于体表的肾经进行刺激就行了。

我们先看看肾经在哪儿。

肾经全称是足少阴肾经，它起于脚小趾之下，斜行走向脚心附近的涌泉穴，在脚内踝的舟骨粗隆处分成两个分支，一个分支进入脚跟之中，另一个分支沿着小腿内侧向上循行，经过窝内侧、大腿内后侧，通过脊柱，进入人体内部，内属于肾，并联络膀胱。直行的主干脉，从肾向上通过肝和横膈，进入肺中，沿着喉咙，挟于舌根部。肺部支脉，从肺部出来，连络心，流注于胸中，与手厥阴心包经相接。

上面的这段关于肾经循行路线的叙述比较专业，一般读者不容易看懂，也没必要知道得那么细。大家可以参照人体经络穴位图，看看肾经大致经过哪些地方，有一个总体印象就行。

那么如何利用肾经养肾护肾呢？最简单的方法就是用手掌或者按摩锤之类的工具沿着肾经循行的大致路线拍拍、敲敲，对肾经起到刺激作用就可以了。

当然，也可以充分利用肾经上的穴位，选取肾经上的重要穴位进行按摩、艾灸等，比如涌泉穴、太溪穴等。一般每个穴位每次按摩 3～5 分钟，或者艾灸 15 分钟左右便可，不用太在意按摩方法。

涌泉穴——补肾固元的"长寿穴"

据说北宋大文学家苏东坡不仅精通文理，也深谙养生之道，搓擦脚心是他每日必做的功课，所以虽年逾花甲仍然精力旺盛。有一次，苏东坡到山中去拜会他的佛门好友佛印，在那里谈天说地，酌酒吟诗，不知不觉已过半夜，无法回城，只好下榻寺里歇宿。就寝前苏东坡脱去衣帽鞋袜，闭目盘膝而坐，先用右手按摩左脚心，再换左手擦右脚心。睡在对面床上的佛印见状，便打趣道："学士打禅坐，默念阿弥陀，想随观音去，家中有老婆，奈何！"苏东坡擦完脚心，睁开双目笑着说："东坡擦脚心，并非随观音，只为明双目，世事看分明。"苏东坡所擦处正是涌泉穴的所在，他称此法能使人面色红润、腿脚轻快、不染疾病，所以日常总把它当做一门功课来做。

涌泉穴是一个著名的养生大穴，曾被养生专家视为人体的"长寿穴"，这当然与它的补肾功能分不开。

涌泉穴是人体足少阴肾经上一个非常重要的穴位。它位于脚底中线前 1/3 处，即当脚屈趾时，脚底前 1/3 凹陷处。《黄帝内经》上说："肾出于涌泉，涌泉者足心也。"意思是说：肾经之气犹如源泉之水，来源于足下，涌出灌溉周身四肢各处。所以，涌泉穴在养生保健方面具有重要的作用。

对于按摩涌泉穴的好处，有歌诀云："三里涌泉穴，长寿妙中诀。睡前按百次，健脾益精血。能益气精神，呵护三宝物；识得其中趣，寿星随手摘。"可见，经常按摩涌泉穴，可以使人肾精充足、耳聪目明、精力充沛、性功能好、腰膝壮实不软、行走有力。

此外，按摩涌泉穴还能防治神经衰弱、失眠、高血压、晕眩、焦躁、糖尿病、过敏性鼻炎、更年期综合征、妇科病、肾病等各种疾病，尤其对老年人哮喘、腰腿酸软、便秘等病症具有十分明显的效果。

对涌泉穴的按摩，不必拘泥于方法，方便的时候按揉按揉就能起到养生保健的作用，可以每次按摩 3～5 分钟。也可以对涌泉穴艾灸，可以用艾条进行温和灸，每次灸 15 分钟左右便可。

太溪穴——汇聚肾经元气的"长江"

人体的穴位很有意思，有以动植物命名的，如鱼际穴、伏兔穴、犊鼻穴、攒竹穴等；有以日月星辰命名的，如太白穴、天枢穴、日月穴等；有以人事活动命名的，如归来穴、人迎穴、百会穴等；有以山、谷、丘、陵命名的，如承山穴、大陵穴、合谷穴、丘墟穴等；有以大小河流命名的，如涌泉穴、曲池穴、少海穴、太渊穴等，太溪穴就是以河流命名的一个典型穴位。从字面意义上看，"太"是大、多的意思，"溪"是溪水、水流的意思，"太溪"合起来的意思就是很大的水流。古人对穴位的命名很有讲究，以日月星辰命名也好，以山川河流命名也罢，不是因为好玩才那样命名，而是把穴位的功用作为主要考虑因素。太溪穴就是这样，因为它是肾经的原穴，它在人体里的作用可以比作汇聚肾经元气的"长江"，是人体保健的大穴。太溪穴在脚的内踝与跟腱之间的凹陷处。

肾是人的先天之本，人体的元阴和元阳都来源于它，所以肾是人体元气之源。太溪穴是肾经的原穴，是汇聚肾经元气的"长江"，所以古人称太溪穴为"回阳九穴之一"，认为它具有极高的回阳救逆之功。古代很多医家面对垂危的病人，多用这个穴"补肾气、断生死"，如果在这个穴位上能摸到动脉的跳动，说明病人肾气未竭，还可救治；如果没有跳动，就说明病人阴气缠身，比较危险了。

原穴善于治疗对应脏腑之病，所以太溪穴善于治疗肾脏疾病。人要健康长寿，人体的阴阳必须相对平衡，如果阴阳失调则病症群起。太溪穴是肾经原穴，补之则济其亏损，泄之则祛其有余，所以它既能治疗肾阳虚导致的男女生殖方面的病症，又能治疗阴虚火旺引起的盗汗、咯血以及五官等方面的病症。

肾藏精属水，心主神明属火，人体里如果水火不能相济，心肾不交，人就会出现烦躁、失眠等一系列神志方面的病症，所以太溪穴善治神志疾病。

肾主封藏，具有固摄作用，如果封藏功能失权，就容易出现二便失常、遗精，以及月经、白带的问题，所以太溪穴对上述病症具有很好的治疗作用。

刺激太溪穴具有提高肾功能的作用，所以可以经常按揉太溪穴，每次 5 分钟左右便可，不必拘泥于按摩方法。当然在肾经的流注时间，即 17～19 点时按摩的效果更好，按揉时可用对侧手的拇指按揉，也可以使用按摩棒或光滑的木棒按揉；按揉的力度，除了要有酸胀的感觉之外，还要有麻麻的感觉。

刺激太溪穴可以温肾阳，所以手脚冰冷的人应该好好利用它。中医认为手脚冰冷主要是体内有虚寒，是肾阳不足引起的。体内虚寒、肾阳不足者，气血流到四肢，已经是强弩之末了，自然也就无法给手脚带来温暖。对于这类患者，最好的方法就是每天临睡前在太溪穴处艾灸，每次灸 15 分钟左右便可。

肾经上的保健大穴还有很多，篇幅限制就不一一列举了，大家可以参考相关图书，自己找穴位按摩或者艾灸。

2. 其他养肾大穴

关元穴——封藏一身真元之处

关元穴是人体穴位里的一个明星。为什么这么说呢？先看看字面意思："关"就是关上，是封藏的意思，"元"就是元阳和元阴，合起来就是封藏一身之真元的意思。人的一身真元由它主管，你说厉害不厉害？

我们身体里有一种维持生命活动的基本物质与原动力，叫元气。中医认为元气禀于先天，藏在肾中，又依赖后天精气充养，主要功能是推动人体的生长和发育，温煦和激发脏腑、经络等组织、器官的生理功能。

元气是与生俱来的，从父母那里继承而来，又依赖后天的充养。随着时间的推移，它会逐渐减少，人就会呈现衰老的态势。怎样才能更好地守护元气呢？刺激关元穴就是一个很好的办法。关元穴就像人身体的一个阀门，将人体元气关在体内不让它泄漏，是男子藏精、女子蓄血之处，是人身上元阴、元阳的交汇之处，是元气的关隘。

刺激关元穴，可以使肾气活跃，补充肾气。打个比方，元气就像是父母留给我们的一笔遗产，它的多少是一定的，我们每天都取出一笔使用，时间一长这笔遗产就被使用殆尽了。怎么让这笔遗产的数目不至于减少太快呢？一个重要的方法就是努力挣钱，存一些钱供自己使用。刺激关元穴的作用就相当于给自己存钱，自己存的钱多了，对父母遗产的使用才能减少。

关元穴对很多常见疾病都有治疗作用，比如遗精、阳痿、早泄、月经不调、赤白带下等生殖系统疾病，咳嗽、气喘、咯血等呼吸系统疾病，还有记忆力减退、腰膝酸软、周身无力等。所以，无论是日常保健，还是治疗与肾虚相关的疾病，都应该重视对关元穴的利用。

这个穴位很好找，它在下腹部，身体的正中线上，脐下 3 寸。取穴的时候可以采用站立的姿势，将除大拇指外的四指并拢，从肚脐处向下横量，在小指的下缘处即是该穴。

日常居家使用关元穴，可以按摩，每次 3～5 分钟便可；艾灸的效果更好，每次灸 15 分钟左右。

气海穴——汇聚先天之气的"海洋"

气海的字面意思可以理解为元气的海洋，它还有另外一个名字——丹田。说到丹田，爱看武侠小说的朋友一定不陌生，金庸先生在他的不少武侠小说中都描述过它，那些武功大成者每每丹田之气涌动，力量忽如排山倒海般而出的情景着实让人震撼。这当然是作者的文学夸张，不可当真。不过抛开文学不谈，古代医家对气海穴的作用也是十分重视的，认为丹田之气由精产生，气又生神，神又统摄精与气。精是本源，气是动力，神是主宰，丹田（气海）内气的强弱，决定了人的盛衰存亡。

气海穴在我们的下腹部，身体前正中线上，肚脐眼直下 1.5 寸处。取穴的时候，把中指和食指并拢，放在肚脐眼下缘，往直下量取两横指，该处就是气海穴。气海穴位于两肾之间，是人体先天元气汇集之处，与人的元气相通，是元阳之本、真气生发之处，更是人体生命动力之源泉，具有培补元气、回阳固脱的作用，凡是元气不足、元气虚弱的人都可以通过刺激它得到改善。通过刺激此穴能够鼓舞脏腑经络气血的新陈代谢，使之流转循环自动不息，生命因此得以维持。古书记载气海穴为男性"生气之海"，也就是说它是精力的源泉。因此"气海"充实，则百病可治，永葆强壮。

有一句俗语叫"气海一穴暖全身"，很形象地说明了气海穴的保健养生作用。刺激它对妇科虚性疾病，如月经不调、崩漏、带下，或者男科的阳痿、遗精，以及中风、脱肛都有很好的防治作用，中老年人用来养生保健效果更好。

如何使用气海穴呢？方法很简单，按摩和艾灸效果都很好。按摩坚持一个原则，每次 3～5 分钟，手法不限，能起到刺激作用就行。艾灸气海穴能生发和培补元气，有滋荣百脉、益肾固精、保健强身、解除疲劳的作用。将艾条点燃后，放在距穴位皮肤 2～3 厘米处进行熏烤，以使穴位局部温热，又不致烧伤皮肤为度，一般每次艾灸 15 分钟左右为宜。

肾俞穴——人体肾气输注之处

说到肾俞穴，先给大家说一件事情。有一位老年朋友，体质比较虚弱，动不动就生病。这位老人没有退休之前，工作比较繁忙，每天几乎都加班加点工作。退休后，人清闲了下来，可身体的健康状况却一天不如一天。后来女儿听说按摩肾俞穴对改善体质很管用，就抱着试试看的心情每天坚持为父亲按摩肾俞穴。按摩了两个月，老人不光是体质得到增强，人看上去也有精神了。

肾俞穴为什么这么有用呢？

在介绍肾俞穴之前，先给大家介绍一点儿基础知识。在中医学中，治疗的基础是证候，而证候的性质最重要的是虚实，虚证要用补法，实证要用泻法。药物治疗靠的是补药和泻药，针灸治疗要靠穴位，每一个脏腑都有一个专用的补虚的穴位和一个专用的泻实的穴位，补虚的穴位就是俞穴，泻实的穴位就是募穴。现在我相信大家已经知道肾俞穴为什么对补肾重要了。

肾俞穴是背俞穴之一。背俞穴是五脏六腑之精气输注于体表的部位，是调节脏腑功能、振奋人体正气的要穴。《类经》中说"十二俞……皆通于脏气。"背俞穴都分布在腰背部膀胱经上，各脏腑的背俞穴与相应的脏腑位置基本对应。肾俞穴所处的位置与肾脏所在部位也是对应的，为肾脏之气输通出入之处。因此，肾俞穴对于肾脏的功能有着非常重要的保健作用。

肾俞穴可以治疗哪些常见疾病呢？鉴于肾俞穴调节肾脏的功能，基本上与肾虚有关的疾病都可以考虑使用它，比如耳聋、耳鸣、久咳、哮喘，以及男性阳痿、早泄、遗精、不育，女性月经病、不孕、子宫脱垂等，另外对泌尿系统、消化系统疾病也非常有效。

腰为肾之府，由于肾俞穴属于膀胱经，膀胱经与肾经相表里，刺激膀胱经上的肾俞穴能起到调节肾经的作用；加上肾俞穴是肾的背俞穴，是肾气输注的地方，所以肾俞穴是治疗腰痛的首选穴。一些上班族久坐伤肾，过早地出现了腰痛的问题，很多老年人常年受腰痛的困扰，怎么办呢？除了接受专业医生的治疗，自己多按揉肾俞穴就是一个很好的办法，不用在意按摩的手法，每次按 3～5 分钟便可。

肾俞穴在腰背部，第 2 腰椎棘突下，旁开 1.5 寸处。怎么找呢？我有个好办法：人体背部与肚脐眼正对的位置就是第 2 腰椎，在第 2 腰椎棘突下向左或者向右量取 1.5 寸（中指、食指并拢后的宽度）就可以了。

命门穴——掌控生命的"门户"

从字面上看，命是指生命，门是指出入的通道，合起来的意思就是生命的通道。说命门是掌控生命的门户未免让人觉得有点儿玄乎，但中医确实非常看重命门穴的功能。

命门穴的养肾功能包括养肾阴和养肾阳两方面。中医认为命门是两肾之间的动气，蕴藏先天之气，内藏真火，称为"命门火"，命门火衰的人会出现四肢清冷、五更泻的问题。命门之火就是人体的阳气，命门火衰的病症与肾阳不足证大多一致。很多人有四肢冰冷的问题，睡觉时也总是不暖和，其实这就是中医里所说的"命门火衰"之相。

经常按摩命门穴可强肾固本，温肾壮阳，强腰膝，固肾气，能治疗腰部虚冷疼痛、遗尿、腹泻，男性遗精、阳痿，以及女性的虚寒性月经不调、习惯性流产等症，并能延缓人体衰老，疏通督脉上的气滞点，加强其与任脉的联系，促进真气在任督二脉上的运行。

按摩命门穴不必在意方法、时间，方便的时候按揉按揉就能起到保健作用。艾灸命门穴效果更好，将艾条的一端点燃后，距离皮肤 2～3 厘米，对准命门穴艾灸，使局部有温热感而不灼痛为宜，每次灸 30～60 分钟，灸致局部皮肤产生红晕为度，每星期灸一次。这种方法对于女性手脚冰凉、老年人关节怕冷、男性尿频尿急等诸多阳虚症状都可以起到很好的缓解作用。日常保健可以每次灸 15 分钟左右，隔天灸一次。

命门穴很好找，因为它和我们的肚脐眼是前后相对的，所以，我们在找该穴的时候，只要以肚脐为中心围绕腰部做一个圆圈，这个圆圈与背后正中线的交点处就是了。

足三里穴——调养脾胃好养肾

说到足三里穴，我先给大家讲个故事。

据说日本元保 15 年 9 月 11 日，在永代桥换架竣工仪式上，主办方邀请当地年岁最高者率先过河，以示祝福。三河水泉村百姓满平一家人均被选中，因为满平 242 岁，满平之妻 221 岁，满平之子万吉 196 岁，万吉之妻 193 岁，满平之孙万藏 151 岁，万藏之妻 138 岁，都年过百岁。当人们问及长寿秘诀，满平笑答："唯有祖传三里灸耳。"这里所说的三里灸，即艾灸足三里穴。当然，故事应该有一定的夸张成分，但足三里穴的保健作用确实非同一般。

足三里穴是历代医家所推崇的养生保健要穴，它属于胃经，是调养脾胃的大穴。中医认为脾胃是后天之本，气血生化之源，对五脏六腑有充养作用。

作为著名强壮要穴，足三里穴的保健作用几乎尽人皆知。"若要安，三里常不干"，说的就是常灸该穴有保健作用。"常按足三里，胜吃老母鸡"，也很形象地说出了它的保健作用。

细心的朋友可能会问，足三里穴既然是用来调补脾胃的，那与我们的肾有什么关系吗？其实道理很简单：肾为"先天之本"，脾胃为"后天之本"，肾的精气有赖于水谷精微的培育和充养。所以，要想肾脏安康，必须脾胃调和。刺激具有调补脾胃作用的足三里穴，可以补益气血，扶正培元，达到保健防病、强身健体的目的。

足三里穴在小腿前外侧，外膝眼（犊鼻穴）下 3 寸，距离胫骨前缘 1 横指（中指）处。我告诉大家一个简易取穴方法：站立，把手张开，虎口围住同侧髌骨上外缘，其余四指向下，中指指尖所指之处就是足三里穴。

刺激足三里穴的方法除了用手进行按揉外，也可以用一个小按摩锤之类的东西进行敲击，力量以产生酸胀感为宜，每次 5～10 分钟便可。

艾灸足三里穴能够促进气血运行，起到温中散寒、化瘀消肿的作用，并能健脾补胃，增强正气，提高机体的免疫功能，从而发挥其防病强身、延年益寿的作用。可以用艾条温和灸，操作时将艾条一端点燃，对准足三里，约距 2～3 厘米，一般每侧穴位灸 15～20 分钟，至皮肤稍现红晕为度，隔日施灸一次，一个月灸 10 余次左右。老年人可于每日临睡前 30 分钟左右施灸，施灸时注意避风。

三阴交穴——通补肝、脾、肾的名穴

我国的铁路网非常发达，有很多著名的铁路线，每个铁路线上分布着大大小小的车站，其中有一个铁路站非常著名，那就是郑州站，因为京广线、陇海线这两条著名的铁路线都经过该站，所以起着关键的枢纽作用，一旦该站运营出现问题，将会影响两条铁路线的运营。

人体上有一个穴位比郑州站还著名，人体的十二正经中有 3 条正经都经过它，它的"运营"状况直接影响到这 3 条正经，它就是三阴交穴。

三阴交处于脾经、肾经、肝经三条阴经交会处，是身体里鼎鼎大名的保健名穴。

中医认为，脾统血，肝藏血行气，肾藏精，三阴交穴虽归属于脾经，但因为和另外两条经脉的特殊关系，所以经常按揉三阴交这个穴位，可健脾益血，调肝补肾。

人的五脏六腑是相互联系的，一脏或者一腑出现问题往往殃及其他脏腑，所以，中医养生、治病讲究整体观，忌讳头疼医头，脚疼医脚。

肾与肝和脾有着紧密的联系。肾藏精，肝藏血，精和血之间存在着相互化生、相互转化的关系，自古就有"肝肾同源"、"精血同源"的说法。血的化生有赖于肾中精气

的气化，肾精的充沛也有赖于肝血的滋养，所以，要想把肾养好，必须重视对肝的保养。

肾是先天之本，脾是后天之本，肾和脾的关系是先天和后天相互滋养的关系。肾藏先天之精，需要依靠脾胃所化生的水谷精微不断补充和濡养；脾胃化生水谷精微的功能又依靠肾中元气的激发和推动，所以，养肾不可不养脾胃。

有什么方法能同时调补肝、脾、肾三脏呢？刺激三阴交穴再简单不过了。所以，无论是从养生还是养肾的角度看，三阴交穴都应该充分利用起来。

三阴交穴在小腿内侧，足内踝尖上3寸，胫骨内侧缘后方。取穴的时候正坐，把除大拇指外的其余四指并拢，小指下缘紧靠内踝尖上，食指上缘所在水平线与胫骨后缘的交点就是。

日常保健，按摩三阴交穴或者艾灸都很有用。可以每次按摩3～5分钟，或者用艾条温和灸15分钟左右，长期坚持，可让人身轻体健。

第六章

会吃才健康——随处可得的养肾食物

1. 常见的养肾食物

逢黑必补——黑色食物好养肾

很多人都知道黑色食物补肾效果很好，但黑色食物为什么能补肾？补的又是肾的什么？能把这层关系说明白的少之又少。

在中医的五行学说中，黑色和肾脏对应的都是水，它们同为一行，黑色能补肾是理所当然的。《素问·六节脏象论》里讲"肾者主蛰，封藏之本，精之处也"，意思是说肾的首要功能是藏精。肾是人体的藏精大户，也就是先天、后天之精的贮藏之地。黑色既能补肾，又对肾精有很好的固摄之效，内外相加，自是养肾、养精的上好选择了。

大家可能也还有疑问，不就是颜色黑点儿吗？有那么神吗？大家也可以看看现代研究的结果。研究结果表明，黑色食物中含有丰富的抗衰老物质，如黑豆、黑米、黑芝麻中都含维生素 E，黑米中还含有硒，这些物质都具有很强的抗氧化作用，可以清除自由基，而氧化过度、自由基的产生是加速人体衰老的重要原因，所以黑色的食物是可以抗衰老的，衰老是肾虚的表现，这就是黑色食物补肾的现代解释。

在生活中我们可以选择黑色的食物来养护自己的肾，让身体更健康。

民间有个说法叫"逢黑必补"，意思就是黑色的食物对健康很有好处。我们常吃的黑色食物，包括黑米、黑豆、黑芝麻、黑枣、黑木耳，都具有补肾作用。下面我们来看一看这些黑色食品的具体功效。

黑米也被称为"补血米"、"长寿米"，古时候还是宫廷御用的"贡米"。中医认为：黑米滋阴补肾，明目活血，暖胃养肝，乌发养颜，延年益寿。

豆被古人誉为肾之谷，黑豆味甘性平，不仅形状像肾，还有补肾强身、活血利水、解毒、润肤的功效，特别适合肾虚患者。

黑枣有"营养仓库"之称，性温味甘，有补中益气、补肾养胃补血的功能。

黑木耳是一种营养丰富的著名食用菌，有益气、充饥、轻身强智、止血止痛、补血活血等功效。

黑芝麻性平味甘，有补肝肾、润五脏的作用，对因肝肾精血不足引起的眩晕、白发、脱发、腰膝酸软、肠燥便秘等有较好的食疗保健作用。

这五种食物一起熬粥，更是难得的养肾佳品。

除了上面介绍的这五种黑色食品外，生活中常见的黑色食品还有很多，大家可以灵活选用。

咸入肾——咸味食物善养肾

咸味自古被列为五味之首,《素问·五脏生成》中说:
"色味当五脏……黑当肾,咸。"《素问·金匮真言论》中
说:"北方黑色,入通于肾……其味咸。"《素问·阴阳应
象大论》中说: "其在天为寒……在脏为肾……在味为
咸。"以上都说明咸为肾之味。酸、苦、甘、辛、咸五味
与五行的配属为:酸属木,苦属心,甘属脾,辛属金,咸
属水。五脏之中,肾亦属水,故咸与肾同类相属。五味中
的咸和五脏中的肾具有特殊的亲和性,凡是咸味的食物都
入肾,具有补肾的作用。

说到咸味的食物,人们最先想到的就是盐。"开门七
件事,柴米油盐酱醋茶。"人们的生活,没有一天能够离
开盐。盐作为咸味的代表,除了可以调味外,还有补肾、
引火下行、润燥祛风、清热渗湿、明目的功效。李时珍
说:"盐为百病之主,百病无不用之。故服补肾药用盐汤
者,咸归肾,乃药气入本脏也。"肾有调节水液代谢的作
用,而咸味食物能调节人体细胞和血液渗透压平衡及水盐
代谢,可增强体力和食欲,防止痉挛。因此,在呕吐、腹
泻及大汗后,适量喝点儿淡盐水,可补充体内微量元素。

具有咸味的食物,多为海产品及某些肉类,如海带、
紫菜、海藻、海蜇、墨鱼、猪肉等。下面我给大家介绍几
种常见咸味食物的补肾功效及食用方法。

海带味咸,表面有一种白色粉末,略带甜味,叫甘露

醇。甘露醇在海带里含量很高，具有利尿作用，可治疗肾功能衰竭、药物中毒、浮肿等。另外，海带中还含有一种叫藻酸的物质，这种物质能使人体中过多的盐排出体外，不仅对高血压患者有好处，对肾病也有独特的预防作用。因此，有肾功能衰竭等肾脏疾病的人应多吃些海带。

墨鱼味咸、性平，入肝、肾经；具有养血、通经、催乳、补脾、益肾、滋阴、调经、止带之功效；用于治疗妇女经血不调、水肿、湿痹、痔疮、脚气等症。食用墨鱼的方法有红烧、爆炒、熘、炖、烩、凉拌、做汤等。用墨鱼和冬瓜做成墨鱼冬瓜粥有补脾益、利水消肿的作用。

海蜇味咸，有清热化痰、消积润肠的作用，对痰热咳嗽、小儿积滞、大便燥结者有效；猪肉味咸，除能滋阴外，也能润燥，适宜热病津伤、燥咳、便秘者食用。

咸味入肾经，适当食用能补肾强腰，强壮骨骼，使身体有劲儿，充满活力，但吃了过多的咸味食物也会伤肾。咸味食物多大寒，久食大寒食物不但伤肾，降肾火，同时也损伤脾胃，所以食用咸味食物也应适度。

肾谷豆——五谷之中豆类最养肾

在《黄帝内经》的《素问·金匮真言论》中有这样一段讨论肾的经文："北方色黑，入通于肾，开窍于二阴，藏精于肾，故病在溪，其味咸，其类水，其畜彘，其谷豆，其应四时，上为辰星，是以知病之在骨也，其音羽，其数六，其臭腐。"其中提到了"肾谷豆"，说的是五脏中的肾和五谷中的豆具有特殊的关系，豆对肾脏具有保护作用。民间也有"每天吃豆三钱，何需服药连年"的谚语。从前人总结的经验中可以看出，豆类食品大多有药食两用的特点，具有一定的保健功效，可辅助治疗一些疾病。

《黄帝内经》中"肾谷豆"的"豆"指的是黄豆。看到黄豆人们总会想到肾，因为黄豆长得太像肾了。所以医学的教科书中介绍肾的形态的时候形容为"其形如豆"。黄豆的营养价值非常高，含有丰富的植物性蛋白质、人体必需氨基酸，自古即博得"田中之肉"的美誉；所含的大豆黄酮和染料木素，可让人保持青春；所含的不饱和脂肪酸可帮助身体排出沉淀在血管壁上的胆固醇；所含的卵磷脂，有防止血管硬化的作用，对心血管疾病有很好的疗效。

《黄帝内经》中"肾谷豆"的意思是指黄豆具有很好的补肾作用，肾虚的人应该多吃豆类食物。很多人可能不同意这个说法，因为医生反复告诉他们肾病患者不能吃豆类食物，特别是肾功能衰竭的患者，吃了豆类食物会加重病情。

来找我看病的肾病患者都会问到这个问题。这是因为很多医生读书太少，既不读像《黄帝内经》这样的医学经典著作，也不关注医学的研究动态，所以一定程度上误导了患者。国外的医生用等量的大豆蛋白和动物蛋白喂养制成慢性肾衰模型的动物，结果吃大豆蛋白的动物肾功能好转而吃动物蛋白的动物肾功能恶化，在慢性肾衰病人的身上也得出了同样的结论，就是大豆蛋白更有利于肾功能的恢复。国外的医生用现代医学证明了《黄帝内经》中的理论是科学的，由此大家也应该思考一下：是不是西医的理论就比中医高明？

除了大豆以外，其他豆类的补肾效果也是很好的，如绿豆、黑豆、红小豆、豌豆等，建议大家根据身体情况灵活选用。

肾果栗——五果之中栗子最补肾

五果是指李、杏、枣、桃、栗。五果与五行的配属关系为：李属木，杏属火，枣属土，桃属金，栗属水。五脏之中肾属水，栗与肾同类相属，因此，栗子可以补肾。

栗，即栗子，又名大栗、栗子，性温，味甘，入肾经和脾胃经。具有补肾气、强筋骨的作用。可治疗肾虚所致的腰膝酸软、小便频数等症；还可健脾止泻，用于治疗脾胃虚寒所致的泄泻。

有人可能会问，小小的栗子真的有这么好的功效吗？看过《红楼梦》的朋友都知道，书中有 12 个美女，叫金陵十二钗，这十二钗中大部分人身体都不太好。秦可卿早亡，王熙凤没有活过 30 岁，黛玉就更不必说了，从小体弱多病，3岁就开始吃药了，薛宝钗必须要靠"冷香丸"才能够控制自己咳嗽咳喘的毛病。但是有一个人非常特别，别人不敢吃肉喝酒，她敢；别人不敢在石头上睡觉，她也敢。她就是史湘云。像烤鹿肉这样难以消化的东西，黛玉肯定是无福消受，而史湘云能大块吃肉，大口喝酒，没有任何不适的表现，足见她是身体好，胃口棒。她不仅爱吃烤鹿肉，还特别爱吃栗粉糕。栗粉糕的主要材料是栗子，这跟湘云的健康有什么关系呢？中医认为栗子可以补肾，在石头上睡觉是容易损伤肾气的，"五劳七伤"里"久坐湿地伤肾"说的就是这个道理，湘云敢在石头上面睡觉而身体无恙，应该说与补充肾气的栗粉糕有一定关系。

又有人说了，那是小说里写的，不是真实的，不能当真。的确，小说中的事情都不能作为依据。但事实上，栗子补肾气是经过临床验证的。研究证实，中老年人由于前列腺问题经常会出现小便频数甚至淋漓不尽的问题，如果是肾气虚引起的，只要吃一些栗子，经过一段时间症状就会有所缓解。《本草纲目》也曾指出，"栗治肾虚，腰腿无力，能通肾益气，厚肠胃也"，"有人内寒，暴泻如注，食煨栗二三十枚顿愈"。

栗子熟食香、甜、糯，但生吃的补肾功效会更强。孙思邈在《千金方·食志》中就提出："生食之，治腰脚不遂。"古代《经验方》也指出："治肾虚腰脚无力，以袋盛生栗悬干，每旦吃十余颗，次吃猪肾粥助之，久必强健。"关于生吃栗子能治病的说法，还有一个故事，说的是唐宋八大家之一的苏辙，年纪大了出现腰背酸痛、腰膝酸软的症状。有一个老翁教给他一个方法——生吃栗子。结果一段时间后，他的病果然好了，苏辙因此还特意作了一首诗来记载这件事儿："老去自添腰腿病，山翁服栗旧传方。客来为说晨兴晚，三咽徐妆白玉浆。"

栗子的补益功效虽好，但生吃难消化，熟食又易滞气，所以，一次不宜多食。最好在两餐之间把栗子当成零食，或做在饭菜里吃，而不是饭后大量吃，以免摄入过多的热量，不利于控制体重。另外，新鲜栗子容易发霉变质，吃了发霉的栗子会引起中毒，所以，变质的栗子不能吃。

肾菜藿——五菜之中豆类的叶子、豆苗最补肾

古时候，人们把常见的五种蔬菜合称为五菜，这五菜是指韭、薤、葵、葱、藿。五菜与五行相配，配属关系为：韭属木，薤属火，葵属土，葱属金，藿属水。五脏之中，肾属水。藿与肾同类相属，所以把藿称为肾菜，认为食用它能够补肾。

古代五菜中的葵、藿、薤今天已难见到，唯独韭和葱，至今仍深受欢迎。那么，藿到底是一种什么蔬菜呢？在市场上怎么没见着有这样的蔬菜出售呢？这是大多数人

都会有的疑问。读过《诗经·小雅·白驹》的人，都知道中国古代的留客之道，即留客先留马——"皎皎白驹，食我场苗……皎皎白驹，食我场藿……"马乐不思蜀了，客人自然就留下了。这里的"苗"应该是豆苗，"藿"应该是豆叶。《广雅·释草》中也说得很明确："豆角谓之荚，其叶谓之藿。"

至于藿指的是"豆苗"还是"豆叶"无关紧要。在古代诗文里，藿可能兼"豆苗"、"豆叶"而有之。更早的时候，藿可能指豆叶。因为古人种植不易，少有食苗啃嫩的。随着人们对菜蔬要求的提高，由食"豆叶"到吃"豆苗"，也是合乎生活逻辑的。对于藿，我的理解是豆类的嫩芽，当然也包括嫩叶。立春之后，豌豆苗便现身菜市。今天的豌豆苗就可以看作是五菜中的藿。

豌豆苗又名龙须菜，乃指豌豆苗荚上的须丝。在古代，豌豆苗是备受推崇的清鲜小蔬，酷嗜此味的苏轼，写了一首名为《元修菜》的诗："彼美君家菜，铺田绿茸茸。豆荚圆且小，槐芽细而丰……"这里的元修菜就是豌豆苗。当年苏轼烹饪豌豆苗的方式与今人大不相同。"点酒下咸豉，缕橙芼姜葱。那知鸡与豚，但想放箸空。"把姜葱切碎，佐以豌豆苗，用酒和盐酱调味，一同煮成菜羹，吃起来比鸡肉味道更美。

因为藿是豆类的嫩芽，在古代应该是很珍贵的，一直到清代，豌豆苗在市场上仍然是珍稀之蔬，每两售价须三十余钱，寻常人只有在酒席上才能偶尔吃到。由于售价昂贵，人们也不大舍得掐掉老的部分，以至豌豆苗每根有十几厘米长，寥寥数根用鸡汤煮了，就是一道很高档的时鲜菜肴。而现代社会，豌豆苗也早已成为菜中常品了。将豌豆苗清炒食用，具有健脾益气、利尿降压的作用，对高血压病、慢性肾炎、慢性肠炎、营养不良性水肿都有疗效。其做法非常简单：准备鲜嫩豌豆苗 300 克，植物油、味精、料酒、精盐适量。把豌豆苗洗净，切成小段，投进油锅，用旺火炒熟，加料酒、精盐、味精即可。

肾畜彘——五畜之中猪肉最补肾

五畜指犬、羊、牛、鸡、彘。五畜与五行的配属关系为：犬属木，羊属火，牛属土，鸡属金，彘属水。五脏之中肾属水，肾与彘同类相属，彘为水畜，入肾，故有补肾的作用。

那么彘是什么东西呢？彘就是猪。大家或许会问，猪不是豚吗？对，豚也是猪。只不过彘是大猪，豚是小猪。猪肉性寒，具有补虚、滋阴等食疗作用。在日本，猪肉亦被称为"长寿之药"。有人说，猪肉吃多了容易患心脑血管疾病，怎么还会有"长寿之药"的美誉呢？主要还是要注意烹调的方法。有调查发现，某地 80 岁以上的长寿老人几乎每天都吃猪肉，但烹调方法很特别——猪肉煮的时间都很长。先将猪肉煮两三个小时后，再加入海带或萝卜煮一个小时，做成一种汤菜食用。研究表明，猪肉经长时间炖煮后，脂肪会减少 30%～50%，不饱和脂肪酸会增加，而胆固醇含量会大大降低，这样就可以降低患心脑血管疾病的风险了。

说到猪肉的烹调和补益作用，我再给大家讲一个与猪肉有关的医案。有个孕妇，连续咳嗽好几个月，久治不愈。后来遇到一个医生，教了她一个方法：把半肥半瘦的猪肉切成小块，放入沸水中用大火煮 3 分钟，停火后把猪肉捞去，留汤服用。喝了这种猪肉汤后那个孕妇的咳嗽很快就痊愈了。

下面我再向大家推荐一款冬季养肾的好食谱——栗子焖猪肉。五花肉 500 克、栗子（鲜）600 克、蒜头适量。先用生粉、酱油腌制五花肉，蒜头切成片；将栗子用沸水煮熟捞出，去壳去内皮，洗净备用；下油热锅，放蒜片，将猪肉放入锅内炒至变色，加入栗子翻炒几下，加水焖熟即可。本菜以猪肉、栗子为主料，不仅香糯可口，而且补益性强。栗子号称干果之王，有健脾益胃、补肾强腰、强筋骨、活血、止血之功。不过栗子不宜食用过多，否则可致腹部胀气。由于本菜含动物脂肪，热量较高，体胖者、高胆固醇的人不宜多吃。

猪肉的脂肪主要在肥肉中，所以吃猪肉一是要适量，二是尽量吃瘦猪肉，这样既可以达到补肾的目的，也可避免摄入过多的脂肪。

山药——补肾健脾的"上品之药"

古代，有一个弱国的军队被打败了，士兵们只好逃到大山里面，战胜国的军队把大山团团围住，断了他们粮草的来源，想把他们困死于山中。谁知过了很长一段时间，山里一点儿动静也没有，围困大山的官兵以为他们一定都饿死了，就放松了戒备。忽然有一天从山里杀出一支兵强马壮的军队，杀得他们措手不及，被围困的军队反败为胜，夺回了失地。被围困在山中的官兵为何非但没饿死，反而变得强壮了呢？原来，他们找到了一种植物，它的根茎很粗，一嚼味道很甜，于是人吃根茎，马吃藤叶，人和马越吃越强壮。困在山里的人们给这种植物起了个名字叫做"山遇"，意思是在缺粮的时候遇到的宝物。后来人们又发现这种植物不但可以像粮食一样充饥，还可以当做药材滋补身体，就改名为山药。

这个故事的真实性我们已经无法考证，但山药的养生作用确实是举世公认的。

山药是药食两用的佳品，中医把它称为"上品"之药，它性平，味甘，除了有很强的补肺、健脾的作用外，还能益肾填精。

对山药的补肾作用，古代医家多有论述。

李时珍说山药："益肾气，健脾胃。"很推崇它的补肾和健脾的功能。脾胃虚弱和肾虚的人可以把它作为调补身体的常用食物。

《本草正》说："山药，能健脾补虚，滋精固肾，治诸虚百损，疗五劳七伤。"把山药视为治疗虚劳的灵丹妙药。

《本草经读》说："山药，能补肾填精，精足则阴强、目明、耳聪。"从这段论述中我们可以看出，山药滋阴、填精的功能很受推崇。

山药是男性的忠实伙伴。唐代食医孟诜曾说："山药利丈夫，助阴力。"《日华诸家本草》说："山药助五脏，主泄精健忘。"《本草求真》也说山药"能治遗精不禁"。无论是阴虚火旺还是肾气不固而遗精早泄者均可以食用，如果能配合其他补肾固精食品，如芡实、莲子等一并服食，效果更好。

中医认为上品之药应该常服，多则终生，少则数年。所以，凡是有肾虚问题的人，可以把山药作为养生保健的常用食物，居家常备一些，常年食用。

山药的吃法很多，如生吃、熟吃、做菜肴、做主食、做粥、泡茶，大家可以根据喜好灵活食用。

核桃——肾阳虚弱者的食疗佳品

只要一提起核桃，我的一个朋友就对它赞不绝口，说核桃真是个好东西。因为工作压力大，他一度患上了神经衰弱，不仅失眠多梦，头发还经常脱落。虽经多方疗治，但效果不佳。后来一位老中医给他出了个主意：坚持吃核桃。既解馋又治病，何乐而不为？他听了老中医的话，吃了一段时间的核桃，慢慢觉得脑子清楚了，饭吃得香了，觉睡得着了，往往头一挨枕头，便睡得昏天黑地，连梦也不做一个。虽然没有生出新发，头发却不再脱落，保持原状他也就心满意足了。

核桃之所以能解除那位朋友的烦恼，与其补肾的功效分是不开的。

核桃又名胡桃，性温，味甘，既能补肺止喘，又能补肾固精，还能润肠通便，它的补肾功能很受推崇，《医学衷中参西录》中有一段论述很有代表性：核桃"为滋补肝肾、强筋健骨之要药。故善治腰腿疼，一切筋骨疼痛。为其能补肾，故能固齿牙、乌须发，治虚劳喘嗽、气不归元、下焦虚寒、小便频数、女子崩带诸症"。从这段话中可以看出，核桃对肾虚引起的腰腿疼痛、咳喘、虚寒、小便问题、女子月经和白带问题等都有疗效，还能让人牙齿坚固，让头发乌黑秀美。有些女性经常为头发问题发愁，其实，改善头发状况的关键在于养肾。适当吃一些核桃，既能达到养肾的目的，头发也能变得乌黑秀美，何乐而不为？

把核桃放在手心里来回揉搓还可以祛病。因为手上的经络穴位比较多，刺激手掌与手指上的诸多穴位，能疏通经络，祛病延年，尤其适合老年人和文字工作者把玩。

核桃是食疗佳品，无论是配药用，还是单独生吃、水煮、烧菜，都有补血养气、补肾填精、止咳平喘、润燥通便等良好功效。核桃的食用方法很多：生吃核桃与桂圆肉、山楂，能改善心脏功能。把核桃加适量盐水煮，喝水吃渣可治肾虚腰痛、遗精、阳痿、健忘、耳鸣、尿频等症。把核桃与芝麻、莲子同做糖蘸，能补心健脑，还能治盗汗。把核桃与栗子、薏苡仁等一起煮粥吃，能治疗尿频、遗精、大便溏泻、五更泻等病症。核桃还广泛用于治疗神经衰弱、高血压、冠心病、肺气肿、胃痛等症，大家可以参考相关资料灵活使用。

核桃是肾阳虚衰者的食疗佳品，具有较强的温补肾阳的功能，虚寒的人食用效果更好。一般来说，每人每天食用核桃仁的量应为 40 克左右，大约相当于五六个核桃，核桃火气大，含油脂多，吃多了会令人上火和恶心，正在上火、腹泻的人不宜多吃。

枸杞子——补肝益肾的"却老子"

说到枸杞子，我先说个有趣的故事。民国时期有一本叫《中外杂志》的刊物上报到了一个叫李青云的老人的故事。老人活了 250 多岁。为什么能活这么久？老人说他 50 岁那年进山采药，看到一个老者在深山沟壑之间健步如飞，于是向老者请教健康的秘密。老者拿出一些野果给他说："我不过经常吃这个东西而已。"李青云接过来一看，原来是枸杞子。从那以后，李青云便常年吃枸杞子，每天三钱（15克），久而久之，便身轻体健，气力脚力都胜过常人。

当然，故事有夸张的成分，但通过这个故事，大家也能感知人们对枸杞子药用价值的推崇。枸杞子为什么这么广受推崇呢？这与它的功用有关，尤其跟它的补肾功用有关。

枸杞子有哪些补肾功用呢？我简单说几个。

肾主骨，肾好筋骨就强健，常食枸杞子能够强肾健骨。《神农本草经》将枸杞子列为上品，并说"久服健筋骨"。所以，与骨相关的健康问题，比如骨质疏松、腰腿疼痛、牙齿松动等，都可以考虑用枸杞子辅助治疗，常服也能够有效预防此类健康问题的发生。

肾藏精，人的先天之精和后天之精都由它收藏。先天之精源自于父母，我们没法改变，但通过脾胃运化而来的水谷精华（后天之精）我们却能够有效控制。让肾的藏精功能得到改善，从而更好地储藏后天之精，人体的生命机能才能旺盛，才能远离疾病，远离衰老。

《别录》和《药性赋》都很推崇枸杞子补益精气的功能。我国历代的医学家、养生家都很重视枸杞子。《本草纲目》载有枸杞子治病强身药方多达33条。葛洪、陶弘景、孙思邈等历代医学界的老寿星都很喜欢喝枸杞酒。我国民间也有泡制枸杞酒的习俗，并把它叫做"却老子"，意思是远离衰老。

肾主性和生殖，所以常服枸杞子能治疗性和生殖的问题。唐代中医名家李梴的《医学入门》中的五子衍宗丸很有名气，这种蜜丸就是用枸杞子配合菟丝子等做的，用淡盐水送服能够治疗男子阳痿早泄、久不生育，须发早白及小便后余沥不禁等。枸杞子在增强性功能方面的独特的作用广为人知，我国民间流传甚广的"君行千里，莫食枸杞"的名言，就是讲枸杞子具有很强的激发性功能的作用，对夫妻分居的青年男女不宜。但是，对于在家的男女和那些性功能减弱的人来说，多食枸杞子及其制品，又显得很有必要。

枸杞子是肝肾同补的良药，它味甘，性平，归肝肾二经，有滋补肝肾、强壮筋骨、养血明目、润肺止咳之功效，由肝肾阴虚所致的头昏目眩、腰膝酸软、遗精、咳嗽等症都可以用枸杞子治疗。枸杞子自古就被用于明目，"要想眼睛亮，常喝枸杞汤"，所以老百姓又把它叫做"明眼草子"。大诗人陆游老年时两目昏花，视物模糊，后来常吃枸杞子治疗，收到了很好的效果，为此他还做了"雪霁茅堂钟磬清，晨斋枸杞一杯羹"的诗句。现代医学研究甚至发现，枸杞子具有很好的抗癌功效。所以，枸杞子既是不可多得的滋补良药，也是广受欢迎的绝妙食材。

说了这么多，枸杞子使用上有什么讲究呢？

刚刚采摘下来的枸杞鲜果，洗净后可以直接食用，味道有点儿甜、有点儿酸，还有点儿苦。把鲜果除去果柄，放入烘干机烘干后，就成为枸杞子干果。干果通常按大小和收获季节分为几级，干果可以直接食用，只是这样直接吃有籽，苦味较重，口感不太好，很多人不能接受。在成品枸杞子中可能会有些末端有不是霉变的小黑点，那是枸杞姑娘采摘鲜果时不小心碰伤的，并不妨碍食用。

枸杞子可用于泡茶、煲汤或煮粥。用枸杞子泡茶可以直接将枸杞子放在开水中，浸泡后饮用，也可以在泡枸杞水的时候在水里面加一点儿茶叶或者加几粒红枣。至于用枸杞子煮粥或者是熬汤，方法也都比较简单。

也可以用枸杞子煲汤，在用鸡、羊肉、牛尾煲汤时，放入一些枸杞子，不仅使汤更加鲜美，而且有益健康。

这里给大家介绍一下参枸豆莲滋阴亮发粥的做法。高丽参 10 克、枸杞子 15 克、黑豆 15 克、莲子 10 克、薏苡仁 10 克、粳米 100 克、红枣 10 枚。将以上原料混合煮粥。每日食用 1 次，适用于体疲乏力、肢体困倦、皮肤松弛、关节酸痛者服用。

任何滋补品都不要过量食用，枸杞子也不例外。一般来说，健康的成年人每天吃干果 20 克左右比较合适；如果想起到治疗的效果，每天最好吃干果 30 克左右。

作为补肾的佳品，枸杞子既可以用来滋补保健，也可以用来辅助治疗一些疾病。很多关于枸杞子毒性的动物实验表明，枸杞子不含任何毒素，可以长期食用。所以，一般人都能吃枸杞子。但最适合吃枸杞子的人是体质虚弱、抵抗力差的人，尤其是肾阴虚弱的人。一定要长期坚持，每天吃一点儿，才能见效。

2. 其他常见养肾补肾食物一览表

其他常见养肾补肾食物一览表

食物	功用	适宜病症
韭菜	温补肝肾、壮阳固精、健胃提神	肾阳虚弱引起的遗尿、阳痿遗精、腰膝酸软、妇女白带异常
淡菜	善治肾虚有热	腰痛、阳痿、眩晕、盗汗
谷子	补肾气	肾气虚损（可经常煮粥食）
豇豆	补肾健脾	消渴、白带、遗精、小便频数
黑米	暖胃健脾、滋补肝肾	脾胃虚弱、体虚乏力、贫血失血、心悸气短、咳喘、早泄、阳痿
黑豆	补肾、利水、解毒	白发、脱发、水肿、腰痛

（续表）

食物	功用	适宜病症
牛骨髓	润肺、补肾、益髓	肾虚羸弱、精血亏损
狗肉	补中益气、温肾助阳	肾阳虚引起的腰膝酸软、畏寒怕冷
羊骨	补肾强筋骨	肾阳虚引起的腰膝无力、怕冷
羊肾	补肾、益精、助阳	遗精梦泄、下部虚寒
猪肾	补肾	肾虚耳聋耳鸣、腰酸腰痛、遗精、盗汗
猪肚	补胃、益气、强肾	体弱遗精
猪髓	补髓、养阴	遗精、骨蒸盗汗、带浊
干贝	滋阴补肾	肾阴虚
虾子	补肾、壮阳	腰膝酸软、阳痿、不育
白果	滋阴补肾、补气养心	喘嗽、遗精、遗尿
莲子心	清心火、滋肾阴	遗精、失眠
柏子仁	养心、安神、益智	劳心过度、精神恍惚、怔忡惊悸、健忘失眠、遗精早泄

（续表）

食物	功用	适宜病症
荷叶	止血固精	遗精、夜尿频多
鹿角胶	补血、益精	肾气不足所致的遗精、阳痿
蚕蛹	补肝益肾、壮阳涩精	肾阳虚所致的遗精、早泄
鱼鳔	补肝益精、滋养筋脉	遗精、早泄
黑芝麻	益五脏、强筋骨、益气力	干咳、皮肤干燥、便秘、腰膝酸软、白发、脱发、便秘
鸡肉	温中、益气、补精、填髓	体弱气虚所致的遗精、早泄
芡实	益肾固精、健脾止泻、除湿止带	梦遗滑精、脾虚久泻、带下
莲子	固肾涩精	遗精、滑精、带下、尿频
海参	补肾益精、养血润燥	精血亏虚、虚弱劳怯、阳痿、梦遗、小便频数
海虾	补肾壮阳、开胃化痰、益气通乳	阳衰、腰痛、乏力、阳痿、腰膝酸软、筋骨疼痛

（续表）

食物	功用	适宜病症
牡蛎	滋阴补肾、镇静安神	眩晕耳鸣、心悸失眠、烦躁不安、乳房结块、自汗盗汗、遗精尿频
海马	补肾壮阳	肾阳虚之阳痿、不育、多尿、遗精、虚喘

第七章

药到病自除——常见补肾中草药的居家简易使用

1. 补肾阳的中草药

肉桂——可以大补命门之火

说到肉桂，就让我想到了一个非常著名的菜，叫张飞牛肉，里面就用到了肉桂。

据说三国时的张飞是屠夫出身，虽然生性粗鲁，却是个难得的好厨师，做得一手好菜。刘备、关羽、张飞三人在桃园结拜兄弟时，大摆酒宴，张飞为了招待好自己的两位兄长，把他用秘方卤制的牛肉贡献了出来，兄弟三人边喝酒边吃牛肉，好不痛快。张飞牛肉中用了陈皮、肉桂、丁香、花椒等几味药材，卤制的牛肉不但没有中药的苦味，而且香味扑鼻，滋补强身，成为人们餐桌上难得的美味。

听到这里，可能有很多人都认为肉桂就是我们做菜时常用的桂皮。事实上，我们到药店里买的肉桂和桂皮并不是同一种药材。肉桂是樟科植物肉桂树的干皮，桂皮是同科同属植物阴香的干皮，虽然它们在外形上非常相似，但是它们的功效却差得非常远。桂皮一般并不做药物使用，而肉桂有补肾阳的功效。

▶肉桂的补肾作用

肉桂，味辛、甘，性热，有小毒，入肝、脾、胃、肾经。有温补肾阳、散寒止痛、温通经脉、引火归原的功效。

许多人都知道，阳虚的外在表现是：怕冷，四肢冰凉，腰疼膝冷，大便稀溏，小便频数清长，舌质淡嫩，舌苔白。肉桂味辛、甘，性大热，入肾、心、脾、肝经。其气厚，为纯阳之品，入肾而峻补命门之火，入脾则温中散寒，入心、肝两经则散血中寒邪，故多用于治疗命门火衰、肾阳亏虚、寒凝血瘀等病症。

肉桂可以温补我们的命门之火，也就是肾阳，同时也可以温补我们的脾阳。肉桂对于脾肾两个脏腑的阳气都可以起到温煦的作用，对虚寒性的病症有治疗作用。比如，有的老年人有"五更泻"的问题，即每天早晨天未亮之前即肠鸣泄泻，其原因主要是肾阳虚，不能温养脾胃之故，这种情况，用肉桂就可以起到温补肾阳的作用。有的老年人会出现小便清长、老年性的前列腺炎，还有男性遗精早泄等，如果属于脾肾阳虚型的，都可以用肉桂来改善。

我们知道经络是行气血的通道，血遇热则行，遇寒则凝。若是肾阳不足，也就是我们身体里面的火力比较弱，寒邪占据上风的话，气血的运行就会减慢，甚至还可能导致气血瘀滞。中医认为"不通则痛"。经络堵塞，气血瘀滞，女性朋友在来月经的时候就会出现腰痛、腹痛的症状。如果痛经是因为肾中阳气不足、寒邪阻塞经络导致的，就可以用肉桂来驱寒止痛。假如阳气衰弱，同时气血也虚，就可以将肉桂和补血补气的食物一起吃，以运化阳气，鼓舞气血的生长。

▶使用方法有窍门

有的朋友问，肉桂这个"树皮"要怎么吃呢？在居家使用时我们一般是将其磨成粉，即人们常说的肉桂粉。我们在去药店买肉桂的时候，可以请药店帮忙打成粉，也可以自己拿回来炮制。炮制的方法比较简单：将肉桂除去杂质，刮去粗皮、捣成小碎块。炮制后贮存于干燥的容器内，密闭，置阴凉干燥处。肾阳虚的患者每天取一小茶匙，用温开水冲服，可以起到温补肾阳的作用。如果想改变一下口味的话，也可以加点蜂蜜。这个方法可以温煦脾胃的阳气，对脾胃虚寒的人有特别好的保健作用。

也可以用肉桂炖鸡肝或者熬粥。炖鸡肝的话，先准备好以下原料：肉桂2克、鸡肝2个、姜3片，绍酒少许。将鸡肝洗净放入炖盅内，加适量水，并放几片姜及绍酒。将肉桂洗净放入炖盅内，盖上炖盅的盖，放入清水中用文火煲，煮开后放入绍酒煲2小时即可。如果是做肉桂粥的话，可先准备肉桂粉1～2克、粳米100克、砂糖适量。把粳米洗净，加砂糖煮粥，将熟时放入肉桂粉，文火再煮，粥稠停火。每晚睡前空腹温服。

▶居家使用注意事项

由于肉桂味辛性热，极易伤阴助火，一定要根据自己的体质使用，最好在中医药师指导下辨证使用，并注意不宜过量或长期服用，一天摄入量最多不要超过4克。内热上火、痰热咳嗽、风热感冒、有出血倾向者及孕妇不宜使用，以免引发新疾或加重病情。

肉桂畏赤石脂，不能与赤石脂同用。

鹿茸——备受青睐的温肾壮阳之品

常言道：东北有三宝，人参、鹿茸、乌拉草。由此我们也能够看出鹿茸在众多中药材中的重要地位。曾经有古诗说："尾闾不禁沧海竭，九转灵丹都慢说；唯有斑龙顶上珠，能补玉堂关下穴。"诗中所谓"斑龙顶上珠"指的就是鹿茸，意思是说，人的精力消耗过度，用丹药治疗效果缓慢，只有用鹿头上的嫩角才能补虚疗体。

关于鹿茸的神奇功效，在东北长白山地区还流传着一个美丽的神话故事。

现在的关东大地富饶而美丽，不过据说很久之前，那里呈现着与今天全然不同的另一番景象。相传那时候关东大地上并没有江河，每到干旱季节，生活在那里的动物就不得不忍受干渴的折磨。心怀仁爱之心的王母娘娘知道了这件事情后，就派了七名仙女降临凡间去改变这一状况。七名仙女到了凡间之后，决定开凿长白山天池。为了在王母娘娘规定的时间内完成工作返回天庭，她们夜以继日地工作，终因体力透支累倒了。七名仙女身体异常虚弱，她们开凿天池的工作不得不停了下来。她们不能继续工作，不能在王母娘娘规定的时间内返回天庭，必将受到严厉的处罚，一想到这儿，她们就泪如泉涌。当她们正悲伤欲绝的时候，从森林里跑出一只梅花鹿，它来到仙女们面前，看了看仙女们之后，猛然向不远处的一块石头撞去。梅花鹿的犄角被撞断了，梅花鹿用嘴叼着犄角将犄角中的血喂给仙女们喝。仙女得到了鹿茸的滋补，转眼间就变得精神焕发。

这个故事虽属虚构，但鹿茸的补益效果确实是很好的。至今关东人仍然对鹿茸情有独钟，视它为养生的瑰宝。

▶鹿茸的补肾作用

许多人还未到中年，就开始腰酸背痛、夜尿多且阳痿不举、肾不纳气而喘、肾不济窍而耳鸣甚至失聪，这些都是肾衰的信号，是在提示我们该补肾了。在众多的补肾品中，能温肾壮阳、生精益血、补髓健骨的鹿茸是比较受人们青睐的。

鹿茸不是普通的鹿角，它是雄鹿的嫩角没有长成硬骨时，带茸毛、含血液的幼角。鹿茸是雄鹿督脉阳气、精血所化生，为血肉有情之品，能直入肾经，有壮肾阳、补气血、益精髓、强筋骨的功效，可以用于治疗肾阳虚衰、精血不足引发的各种病症。例如：《千金方》中治疗佝偻病及其他虚弱症的鹿茸散，就是将鹿茸与当归、阿胶、乌贼骨等药共研为末，直接用淡盐水送服或调成糊状吞服的。而《医宗金鉴》中用于治疗小儿"先天性五软症"的补肾地黄丸，就是以六味地黄丸为基础，加入鹿茸和牛膝，研成细末，炼蜜为丸的。

鹿茸自秦汉入药以来，一直被人们视为延年益寿之滋补佳品。据史料记载，清朝宫中就大量使用鹿茸。乾隆的延寿医方"健脾滋肾壮元方"以鹿茸为主药，具有健脾益肾、强筋壮骨之功效。专为慈禧太后配制的长寿方——"培元益寿膏"中也有鹿茸，就连为慈禧熬制的外用膏药中也少不了鹿茸。

此外，鹿茸有肝肾同补的功效，肝藏血，肾藏精，肝肾同补有助于益肾精、补气血。可见，鹿茸的保健作用非常高，是良好的温肾壮阳药。

▶使用方法有窍门

过去的医家讲鹿茸入药祛病时，多是将其研成细末服用，而现在我们将鹿茸作为日常养生保健品服用，最简单的方法就是在炖各类肉汤的时候加入几个鹿茸片，对保养先天和后天之本效果特别好。在寒冷的冬日里，鹿茸汤是滋养我们身体的绝妙佳品。如果你劳累后出现了腰膝酸软、浑身乏力、血虚眩晕等症状，喝鹿茸汤是很好的选择。

除了煲汤外，也可以试试鹿茸粥。此粥原料简单，做起来方便。将鹿茸研成细末备用，将粳米淘洗干净，加入清水，用武火煮沸后加入鹿茸末和生姜（切片），再用文火煎熬 20～30 分钟，以米熟烂为度。可供冬季早餐、晚餐食用。连服 3～5 天为一个疗程。

喜欢喝酒的朋友，还可以将干鹿茸 40 克（鲜片 100 克）泡入 50 度以上的 1000 毫升白酒中，两周后就可以喝了，一日两次，但每天最好不要超过 50 毫升。这个方法很适合肾阳虚的朋友。

▶居家使用注意事项

鹿茸为大补之品，服用时应从小剂量开始，缓缓增加，不宜一次性服用很大的剂量。阴虚内热、肝阳上亢者，最好别服用鹿茸，否则会"火上浇油"，加重上火的程度，从而出现口干咽痛、烦躁、大便干结等燥热的现象。

淫羊藿——壮阳作用不同凡响

淫羊藿是一味壮阳补肾的中药，这个名字的得来和入药还颇有一番不同寻常的经历。据记载，南北朝时的著名医学家陶弘景是个颇具钻研精神的人。有一天，他上山去采药，在采药的过程中，他听见老羊倌和路人的一段对话。老羊倌对路人说："山上有一种怪草，生长在灌木丛中，叶子是青色的，形状和银杏的叶子比较像。若单从外形上看，这种植物没有什么特别的，但是它有一种奇特的功能——这种草被公羊啃吃以后，公羊与母羊的交配次数会明显增加，而且阳具长时间坚挺不痿。"听完老羊倌的话，陶弘景沉思良久。他想此药可能是治疗肾虚的良药，于是决定对其加以研究和利用。事实证明，他的猜想是正确的，此药壮阳作用果然不同凡响。后来此药被载入药典，并命名为"淫羊藿"。

▶淫羊藿的补肾作用

肾是人的先天之本。人体在漫长的生命周期中，经过种种消耗，男人在 40 岁以后，女人在 35 岁之后就会出现程度不一的肾虚现象。如性功能减退、衰老、免疫力低下、牙疼等。淫羊藿是壮阳佳品，专走身体下部，温补肝肾。《本草纲目》记载："淫羊藿，性温不寒，能益精气，真阳不足者宜之。"可见其补肾阳的功效是非常显著的。淫羊藿的有效成分可促进精子生成和精液分泌，刺激感觉神经，从而间接提高性欲。

衰老是人类生命过程的必然规律，肾中精气的盛衰与人体衰老发生的早迟息息相关。《内经》认为老年人出现衰老症状主要是肾中精气亏虚的结果。淫羊藿可以从不同方面影响人体衰老机制，如影响细胞传代，延长生长期，调节免疫和内分泌系统，改善机体代谢和各器官功能。

肾虚患者大都免疫功能低下，淫羊藿多糖有增强机体免疫力的作用，所以肾虚病人服用淫羊藿能使病症得到改善。

此外，在前面我讲过，肾主骨，如果肾精不足，髓不能养骨，人就会出现骨骼方面的疾病。"齿为骨之余"，牙齿的营养亦源于肾精，故肾精充足，齿得所养，则齿坚有力，不易脱落；若肾精亏虚，齿失所养，则齿松易脱、疼痛。如果牙疼和肾虚有关，可以用淫羊藿煎汤漱口。

▶使用方法有窍门

在居家使用中，淫羊藿一般都是用来炖食品或是泡酒。因为淫羊藿有壮阳的功效，所以这里首先给男性朋友介绍一款用淫羊藿做的壮阳粥。子公鸡1只，麻雀5只，补骨脂、巴戟天、淫羊藿各15克，粳米250克，盐、姜适量。将麻雀、公鸡宰杀洗净后待用，将上述诸味中药用棉布包好放到沙锅里，加水适量，煎汤后去渣取药汁，然后将肉、药汁、姜、盐、粳米放入锅内同煮成粥。每日1～2次，温热服用。性功能低下、阳痿早泄的人食用效果很好。

用淫羊藿炖猪腰也有不错的壮阳效果。猪腰一对，去白筋膜，切成花状用盐水浸半小时，核桃肉50克用温水浸泡，淫羊藿30克。将上述食材和中药隔水炖60分钟后加入少许盐及油，可供两个人食用。此炖品对男性阳痿、女性性欲不振、老人耳鸣、腰痛等均有补益作用，而且口感不错。

喜欢饮酒的朋友，可用淫羊藿入酒。据《普济方》中记载：用淫羊藿100克，泡入500克白酒中，每次饮一小杯，能治疗肾虚阳痿、腰膝酸软。

而对于肺肾两虚、喘咳短气的人来说，用淫羊藿15

克、五味子 6 克、黄芪 30 克煎汤饮效果很好。另外,用淫羊藿加矮地茶煎汤服用,可治慢性支气管炎,祛痰镇咳作用比较明显。

▶居家使用注意事项

有口干、手足心发热、潮热、盗汗等阴虚症状者不宜使用。

巴戟天——中药里的壮阳专家

巴戟天是一味补肾助阳效果非常好的中药,据说当年乾隆皇帝就经常用巴戟天来"补肾壮阳"。

大家都知道,中国历代皇帝的寿命相对于普通人的平均寿命要短。究其原因,可能是因为他们忙于政务,过度操劳,以及过分放纵性生活所致。皇帝拥有的三宫六院、七十二妃伤耗了他们的"阳气"或"能量"(体力上和精力上),最终导致他们比普通人更加短命。但是,清代乾隆皇帝寿命却很长,他活了 89 岁。乾隆的长寿在当时令人惊讶,他长寿的消息甚至传到英国皇室。英国皇室甚至派使者到中国来探寻乾隆皇帝长寿的秘密,那时乾隆已经83 岁了,可是看上去只有 60 岁的样子,还十分健康,在精神上和体力上都压倒了年轻人。当英国使者问到乾隆皇帝长寿的秘诀时,御医们告诉他:"皇上日常所进补之补品中,有一种叫巴戟天的中药。"

乾隆如此看重巴戟天，并从中获益，那么巴戟天到底有哪些补肾助阳的作用呢？

▶巴戟天的补肾作用

巴戟天在我国有很长的应用历史，早在汉代，《名医别录》就有其药用的记载。巴戟天为茜草科植物巴戟天的根。味辛、甘，性微温，归肾、肝经，能够补肾助阳、祛风除湿，常用于治疗阳痿不举、小便频数、宫冷不孕、风湿腰膝疼痛、肾虚腰膝酸软等症。《本草正义》说巴戟天"味辛，气温，专入肾家，为鼓舞阳气之用。温养元阳，则邪气自除，起阴痿，强筋骨，益精，治小腹阴中相引痛，皆温肾散寒之效"。

现代社会，人们工作紧张，生活压力大，加上有些人过度放纵性生活，以致不少人年纪轻轻就出现腰膝酸软、阳痿不举、肾虚精滑的现象。巴戟天能补肾强筋、祛风除湿、治筋骨痿软，可以与肉苁蓉、杜仲、萆薢等中药配伍使用，也可以与熟地黄、补骨脂、金樱子等中药配伍以固肾、涩精、壮阳。

对于肾虚不足、冲任虚寒所致的小腹冷痛、月经不调，可以用巴戟天与高良姜、肉桂、吴茱萸等药配伍使用，能起到温肾调经的作用。对于女子不孕、男子不育等症，可以用巴戟天与人参、山药、覆盆子等配用以温肾暖宫、填精种子。

▶使用方法有窍门

日常生活中，巴戟天这味中药常用来浸酒、煎汤、入菜肴。可以把巴戟天和等量的怀牛膝泡在十倍的白酒中，半个月后可以饮用，每次喝一两小杯。这个方子以巴戟天补肾壮阳、强筋骨，以怀牛膝补肝肾、强筋骨，以酒助药力，适于肾阳虚衰、阳痿、腰膝酸软、下肢无力者饮用。

如果老年人身体衰弱，足膝痿软，步履困难，可用巴戟天、熟地黄各 10 克、人参 4 克（或党参 10 克）、菟丝子 6 克、补骨脂 6 克、小茴香 2 克煎水服用，每日 1 剂，能起到补肾壮腰的作用。

用巴戟天与肉苁蓉一起炖鸡，不仅风味独特，而且补肾效果很好。这道菜的做法很简单：取巴戟天、肉苁蓉各 15 克，用纱布包好，然后与切好的仔鸡加水一同煨炖，炖好后加入适量调料便可喝汤吃肉。这道菜好吃又治病，是肾虚阳痿者值得一试的美食佳肴。

▶居家使用注意事项

巴戟天药性辛温，功能壮阳，故凡火旺遗精、阴虚水乏、小便不利、口舌干燥者禁用。

仙茅——补肾温阳的名药

仙茅又名独脚仙茅，为石蒜科植物仙茅的干燥根茎。据说因"其叶似茅，久服身轻"而得名。关于仙茅的功效，有这样一个故事。

据说唐明皇李隆基因沉迷于酒色导致身体未老先衰，虽说年纪不大，可是身体却出现了一系列衰老的症状，诸如疲乏无力、食欲不振、腰膝冷痛、头晕耳鸣等。当时的御医也没有什么好办法，为此他就派人四处求医问药。当时有一个婆罗门僧人知道了这件事情，便进宫将一种叫做仙茅的药物献给了皇上。唐明皇服用后很快康复，且精力日渐充沛，于是将其视为宫廷禁方不得外传。后来，唐朝爆发了安史之乱，宫廷的秘方流散民间。因其功效卓著，人们常把它与人参相提并论，后来索性直呼它为婆罗门参。大约从那时起，人们开始使用仙茅。

▶**仙茅的补肾作用**

仙茅性温味辛，入肾、肝经，《本草正义》中说："仙茅是补阳温肾之专药，亦兼能祛除寒湿，与巴戟天、淫羊藿相类，而猛烈又过之。"可见，此药温肾阳、壮筋骨的效果是非常显著的。

宋朝《圣济总录》中记载了一个叫仙茅丸的古方，能壮筋骨、益精神、明目、黑须发。制作方法大致如下：将仙茅 1000 克放入淘糯米水中浸泡 5 天，取出刮锉，阴干。将苍术 1000 克放入淘米水中浸泡 5 天，取出刮皮，焙干。将这样制过的仙茅、苍术各 500 克与枸杞子 500 克，车前子 400 克，白茯苓（去皮）、茴香（炒）、柏子仁（去壳）各 250 克，生地黄（焙）、熟地黄（焙）各 100 克一起研成细末，加入白酒煮糊做成丸子，每个药丸约比鸡蛋黄略小，每次吃 50 丸，饭前服，用温酒送下，一天服两次。对肾阳不足引起的阳痿、腰膝冷痛、老年遗尿及胃脘冷痛、食欲不振等症很有效。

▶使用方法有窍门

仙茅不仅是一味药材，更是一种难得的食材。将仙茅炖羊肉食用，对肾虚阳痿、耳鸣头昏及遗精尿频的患者很有效。这道菜的做法非常简单：取仙茅、金樱子各 15 克，用纱布包好，与羊肉（250 克）一起炖熟后加入姜、盐等调味，喝汤吃肉。

如果将仙茅与鲜虾一起做汤，不仅味美可口，更有温肾壮阳之效。取仙茅 20 克、鲜虾 250 克、生姜 2 片、精盐适量。将仙茅洗净，虾去壳去肠洗净，生姜切末。把以上原料和精盐一起放入锅内加适量的清水用中火煲煮 1 小时即成。此方具有温肾壮阳的功效，尤其适合有肾虚阳痿、腰膝酸软、精神不振等症的男性食用，可每周吃一次。

仙茅浸酒也有不错的补肾作用。用仙茅、五加皮、淫羊藿各 30 克泡酒（500 克），每次喝一小杯，有补肝肾、强筋骨、祛风湿的功效，患风湿病的人可以尝试饮用。

此外，仙茅还有一种很特别的服食方法——《生草药性备》记载，将仙茅洗净，十蒸九晒，用砂糖拌匀，放入瓷器中密封，每天早晨用茶水饮服少许。长期服用不但益智，且能"壮精神，乌须发"。

▶居家使用注意事项

仙茅虽有温肾阳、壮筋骨之功效，但因其属辛温大热之品，故阴虚火旺者不宜食用。另外《圣济总录》说：服用仙茅时，应忌铁及牛乳。

杜仲——善治腰腿疼痛

杜仲是一味能补肝肾、强筋骨，主治腰膝疼痛、两足软弱的中药。关于"杜仲"药名的由来，还有一个美丽的传说。

很早以前，洞庭湖畔的货物主要靠小木船运输，岸上拉纤的纤夫由于成年累月低头弯腰拉纤，以致积劳成疾，十有八九会患上腰膝疼痛的顽症。有一位叫杜仲的纤夫，决定外出找到治疗药物来解除纤夫们的病痛。有一天，他上山采药，在山中和一位采药的老翁不期而遇。两个人在闲谈的过程中，杜仲就将自己上山采药的原因告诉了老翁。老翁听后深受感动，于是从药篓里拿出一块能治腰膝疼痛的树皮给杜仲，告诉他此药生长在陡峭的山崖上，并叮嘱他："山高坡陡，采药时要小心性命。"听完老翁的话，杜仲非常高兴，和老翁告别之后，他就按照老翁的指点去采集药材。虽然山路崎岖险峻，可是他却全然不顾，不停地沿着峭壁往上爬。因为过度劳累，加上饥渴难耐，终因体力不支，从峭壁上掉了下去。当他醒过来的时候，他发现自己挂在了一棵大树上。这棵树正是他要找的那种树，于是拼命采集。杜仲采集了很多药材，可是他自己却因为劳累过度晕倒在了悬崖边上，后又被山水冲进了湖里面。当纤夫们将杜仲从湖里面打捞出来的时候，他怀里还紧紧抱着那些树皮。纤夫们含着泪吃完了树皮，腰膝疼痛的毛病因此得到好转。后来为了纪念杜仲，人们就将这种树皮命名为"杜仲"。

▶**杜仲的补肾作用**

杜仲味甘，性温，归肝、肾经。《本草纲目》记载："杜仲，能入肝，补中益精气，坚筋骨，强志，治肾虚腰痛，久服，轻身耐老。"可见杜仲具有补肝肾，强筋骨的功效。

古书上记载了一个用杜仲治病的案例。一个少年得了脚软病，而且十分疼痛，很多医生都按脚气病治，结果都不见好转。后来又请了一位名医诊治，他没有开药方，只是告诉少年的家人，把杜仲折成 3 厘米左右长的小片，每次用 50 克，用一半酒一半水煎服。结果这个少年三天后就能走路了，又过了三天就完全好了。家人千恩万谢，这位医生说，少年的病其实是肾虚，并不是脚气，杜仲能治腰膝痛，用酒煎服，使药效更容易发挥。

《本草汇言》上说："凡下焦之虚，非杜仲不补；下焦之湿，非杜仲不利；足胫之酸，非杜仲不去；腰膝之疼，非杜仲不除。然色紫而燥，质绵而韧，气温而补，补肝益肾诚为要剂。"肝主筋，肾主骨，肾充则骨强，肝充则筋健。屈伸利用皆属于筋，杜仲是肝经气分药，因此，杜仲虽入肝而能补肾。

▶使用方法有窍门

杜仲可以治疗腰膝酸痛及胎动不安。产后妇女在生产过程中的创伤恢复以后，服用杜仲可以快速恢复元气，对预防产后腰酸背痛有很好的疗效。服用杜仲有两种比较好的方法。一是从中药店买来杜仲皮煎汤，用汤汁炖肉，比如杜仲羊肉汤。一周服用2～3次。二是可以买杜仲茶冲水喝，天天服用。另外喝杜仲茶不但能预防产后腰背痛，还可以逐步消除产前营养过剩造成的肥胖，可谓一举两得。

杜仲也可以用来泡酒。取杜仲50克、丹参10克、川芎25克、40度白酒1000克。将上述中药装入纱布袋扎口，与白酒一起置于酒坛中密封浸泡，20天后取出药袋，取澄清的酒液饮用。每日2次，每次饮用30～50毫升。此酒可补肝益肾，活血通络，适用于老年人肝肾虚亏所致的腰背酸楚、脚膝无力、四肢麻木等症。

▶居家使用注意事项

杜仲的组织中含有杜仲胶。杜仲胶无毒，但是影响消化。将杜仲打成粉后用开水冲服的话，就没有办法去除杜仲胶。但是杜仲胶不溶于水，因此用杜仲皮来煎汤或是炒菜则能有效地将杜仲胶隔离开来。另外，杜仲为温补之品，阴虚火旺者应慎用。

续断——治疗跌打损伤有奇效

续断是一味补肝肾、接筋骨的良药。关于其名字的由来，还流传着这样一个故事。

有一位江湖郎中，行走江湖以治病救人为己任。因为他都是免费为别人诊病，为此深受百姓们的爱戴。有一天，他来到了一个小山村。说来也巧，他到达村子的那天，赶上有个年轻人病重。年轻人的家人听说郎中医术很高明，于是将其请到了家中，为年轻人进行诊治。当时年轻人已经病危了，家里人急得嚎啕大哭。郎中给病人把了把脉，脸上露出了笑容，他告诉周围的人，年轻人还有救。他一边说着，一边从手中拿的葫芦里面倒出了两粒丹药让人撬开病人牙关灌进去。不多久，病人就醒了过来。村里面的一个恶霸知道了这件事情之后，想和郎中合伙开药辅，酿制还魂丹，但被郎中拒绝了。恶霸一气之下就派人将郎中的腿打断，将其丢在了山中。幸亏一个上山采药的年轻人发现了他，救了郎中一命。为了治好郎中的腿，年轻人给他挖了许多长着羽毛样叶子、开紫花的野草，每天用这种野草煎水喝。经过年轻人两个月的悉心照料，郎中的伤腿康复了。郎中离开村子的时候，告诉年轻人，要将这种药告知乡亲们。年轻人听从了郎中的意见。因为这种药有续接断骨的作用，就把它叫做"续断"。

▶续断的补肾作用

续断为多年生草本植物，药用部分主要是根，因四川省富产且质优，所以习惯上称为"川断"。续断这味药，从名字上就可以看出主要是有续折伤、续筋骨的作用。中医认为肾主骨，所以，它的功效就是补肝肾，强筋骨，止血，续折伤。续断可以用于骨折肿痛、肝肾虚流产先兆和月经过多（宜炒用），是伤科、妇科及补肾的良药。

《本草求真》中说："续断，实疏通气血筋骨第一药也。"所以，如果遇到跌打损伤、闪扭骨折，就把续断捣烂外敷患处，有活血止痛的功效。

▶使用方法有窍门

续断在居家使用中，最简单的方法就是外敷，如跌打损伤、闪扭骨节，取续断捣烂敷于伤处，很快便可痊愈。用续断30克、自然铜60克、白酒500克，浸泡7日后饮用，也可以治疗筋伤骨折。

而用续断、桑寄生、女贞子各12克，水煎服，每日1剂，则可治疗先兆流产。此外，对于产后诸疾，如血晕、心闷、烦热、气接不上、心头硬、乍寒乍热等症，可用续断皮一把，加水3升煎成2升，分3次饮用，疗效也非常好。

▶居家使用注意事项

续断入药一般安全性都很好，但也有个别人服后会出现过敏反应，表现为皮疹、风团、瘙痒等。续断有强筋骨、利关节作用，但如关节红、肿、热、痛，炎症明显，属风湿热痹者则不宜用。

肉苁蓉——滋肾气，养命门

肉苁蓉为一年生寄生草本植物肉苁蓉带鳞片的肉质茎，素有"沙漠人参"之美誉，具有极高的药用价值，是我国传统的名贵中药材，也是历代补肾壮阳类处方中使用频度最高的补益药物之一。关于肉苁蓉也有一段神奇的传说。

据说，铁木真有一个结拜兄弟叫札木合。此人嫉妒心非常强，看着自己的结拜兄弟铁木真的部落日益强大起来，他心里萌生了除掉结拜兄弟的想法。他将这种想法付诸了行动。因为自己的力量还比较弱小，于是他联合其他几个部落的人进攻铁木真的部落。双方大战，铁木真失利，被围困于沙山。获胜的札木合，将俘虏进行屠杀。他这一残暴的行径激怒了天神，于是天神派出神马去帮助铁木真。神马来到铁木真的面前，看了看被困在沙山的铁木真，仰天长鸣，用蹄子刨出了像神马生殖器一样的植物根块，铁木真与部将们吃了根块，神力涌现，冲下沙山，一举击溃了札木合的部落。

▶肉苁蓉的补肾作用

肉苁蓉是一种名贵中药，性温，味甘酸咸，入肾、大肠经。入肾经则补肾壮阳，益精补血；入大肠经则能润燥通便。该药温而不燥，滋而不腻，既可补阴，又可补阳，是历代补肾、益寿的佳品。

肉苁蓉被历代医家视为补肾延年之良药。两千多年前的《神农本草经》即有"肉苁蓉益精气"的记载。《本草经疏》谓其"滋肾补精血之要药，久服则肥健而轻身"。《本草汇言》说："肉苁蓉，养命门，滋肾气，补精血之要药。男子丹元虚冷而阳道久沉，妇人冲任失调而阴气不治，此乃平补之剂，温而不热、补而不峻、暖而不燥、滑而不泄，故有从容之名。"

人到老年或大病久虚，精气虚乏，真阴渐枯，脏腑失去濡养，诸多健康指数下降，出现腰膝冷痛、头目昏花、记忆减退、反应迟钝、性功能障碍等。如果经常服食肉苁蓉，可令人生理机能旺盛，免疫力增强，起到抗衰老的作用。如果用肉苁蓉配紫河车、韭菜子、山药、栗子等食品一同食用效果更好。

肾其华在发，肾气足，则肾脏功能好，头发就会乌黑、浓密有致、富有光泽与弹性。如果肾虚的话，血液会生成不足，头发就不能得到很好的滋养。出现早生白发、脱发、头发稀疏细软、干燥、无光泽无弹性、容易开叉断裂等问题。这种情况下用肉苁蓉配伍其他补益肝肾药就能起到悦颜、乌发、润发的作用。《普济方》中著名的复老还童丸就是由肉苁蓉、菟丝子、巴戟天、牛膝各 60 克（4味药均用酒浸），丁香、乳香、木香、沉香、檀香各 30 克组成的。将上述药物共研为细末，炼蜜黄豆粒大的药丸，每天早、晚各服 30 丸，用黄酒送下，可壮元气，乌须发，适用于肾虚不足、须发早白、头发干枯者。

▶使用方法有窍门

肉苁蓉可以鲜食，也可以烹煮药膳，并可开发成增强体力、抗疲劳和抗衰老的保健品。在居家使用中，肉苁蓉这味药用来煎汤、煎膏、泡酒、煮粥都可以，下面我就给大家介绍一下肉苁蓉粥和苁蓉麻仁膏的做法。

肉苁蓉粥：取肉苁蓉 30 克、鹿角胶 5 克、羊肉 100 克、粳米 150 克。将肉苁蓉煎水取汁，然后与切成小块的羊肉及粳米一起煮粥，快熟的时候下鹿角胶，煮至粥熟即可食用。这款粥适用于肾虚、阳痿泄精、精血不足、妇女宫寒不孕等症。

苁蓉麻仁膏：取肉苁蓉 15 克、沉香 6 克、火麻仁 30 克。将肉苁蓉、火麻仁煎水，沉香后下，一同煎取浓汁，取汁后加入等量的蜂蜜，搅匀，煎沸收膏。每次吃一两勺就可以达到润肠的效果，便秘、腹胀的人吃这个膏有很好的治疗作用。

▶居家使用注意事项

肉苁蓉能助阳、滑肠，故阴虚火旺及大便泄泻者不宜服。肠胃实热、大便秘结者也不宜服。

锁阳——阴阳双补、补阳不伤阴的"不老药"

锁阳不仅是一味药名，也是一个地名，在我国甘肃省瓜州县就有一个锁阳城。而锁阳城的来历也与锁阳这味中药有着不解之缘。

薛仁贵是唐朝非常有名的将领。有一次他带兵出征西域，结果出师不利被哈密国元帅苏宝同的大军层层围困在了苦峪城。被敌国的大军团团围困，水尽粮绝，苦不堪言。薛仁贵虽然心有不甘，可是也不得不面对眼前的状况。有一天，他外出散心，发现田地里面长了一种和红萝卜一样的植物，根块肥大，看上去味道不错。薛仁贵命令将士们将其挖出来食用，以代替紧缺的粮食。就是此种植物救了薛仁贵和将士们的命。后来薛仁贵听别人说，此种植物名叫锁阳。为了纪念锁阳救命之恩，薛元帅把苦峪城改名为锁阳城。

锁阳除了可充饥解渴外，其治病的功效也被传得十分神奇。相传，当年成吉思汗征战至河西走廊时突发恶疾，生命垂危。冬至那天夜里，成吉思汗在睡梦中突觉耳畔嗖嗖来风，睁开眼睛只见面前一片光亮，一位白发老者飘然而至。老者告诉成吉思汗他的病唯九头锁阳可治，成吉思汗正想从榻前起身，留住老翁，忽觉全身乏力，不能动弹，一下惊醒才知刚才是在梦境中。他觉得此梦不凡，于是命随营将士遍地搜寻，奋战 21 昼夜，终于在三九的第三天采得九头锁阳一根。成吉思汗食用后昏睡了三天，醒来病痛全无。从此，民间流传三九三的锁阳能治百病。

锁阳虽谈不上能治百病，但其补肾壮阳的功效确实是非常强的。

▶锁阳的补肾作用

锁阳是冬生夏枯之品，多生长在零下 20 摄氏度的沙漠地带，生长之处地不封冻，落雪即溶。由于锁阳对生长环境的要求十分苛刻，所以非常稀少，历史上一直被作为进贡朝廷的名贵中药。

锁阳的得名源于该药的药用功效——"锁住阳气，长盛不衰"，所以又被称为"不老药"。宋朝名医寇宗奭在《本草衍义》中说："锁阳可大补阳气，益精血，兴阳润燥，养筋滑肠。凡阳气虚损、精血衰败者珍为要药。"元代医家朱丹溪配制的虎潜丹丸和清朝乾隆皇帝服用的"龟龄集"都用锁阳入药。

锁阳是补肾助阳的名药，但它有别于人们片面理解的壮阳药，也不同于其他补肾药。因为锁阳具有补阴扶阳、虚实兼治、男女通用的特征，能够调节阴阳平衡，阴虚补阴，阳虚扶阳，遇虚则补，逢实则泻，因此适用范围非常广，可用于治疗肾阳不足、精血亏虚、不孕、腰膝痿弱、肠燥便秘等症。

▶使用方法有窍门

锁阳既可以入药，也可以食用，是药食两用的补阳佳品。锁阳的使用方法有很多种，可以泡酒、熬粥、煲汤，还可作茶饮。下面我就给大家简单介绍一下锁阳的这几种使用方法。

将锁阳入酒，可以补气健脾、益精滋肾、祛风活血、强壮筋骨。适用于肾虚气弱、阳事不举、遗精盗汗、腰膝酸软、风湿性关节痛等症。将锁阳切片，每 30～50 克锁阳泡酒 250 毫升，还可适当加入红参、枸杞子、玉竹、牛膝等，这样浸泡 2 周后即可服用。

如果是熬粥的话，就先将锁阳洗净放入沙锅，加水煎取浓汁，去渣。粳米洗净入锅，加适量水，用小火慢煮，待粥将成时，加入锁阳浓汁、白糖调味即成。这款粥品可温阳补肾，适用于肾阳亏虚型阳痿、怕冷、腿软无力等症。如果再加点儿黑豆、莲子、核桃仁就可以做成锁阳补肾粥。做法也不难，先将黑豆泡软，莲子去心，核桃仁捣碎。将锁阳用布包好，与黑豆、莲子、核桃仁一同放入沙锅内，煮至米烂粥成再调味即可。该粥补肾助阳，健脾益气，适用于脾肾阳虚导致的消化不良、肢冷畏寒、反酸、嗳气、老年便秘等症。

如果是作茶饮的话，就取锁阳水煎，去渣留汁，加红糖适量饮服，这样的茶饮有很好的温阳、润肠、通便功效。

另外，锁阳还可以用来炖汤，如锁阳羊肉汤，就是用锁阳和羊肉一起炖煮而成的。我给大家介绍一下锁阳羊肉的做法。首先准备瘦羊肉 150 克、锁阳 15 克、香菇 25 克、生姜 4 克，料酒、盐、味精等调料少许。先将羊肉烫过，香菇切丝，再将锁阳、生姜、香菇、羊肉一起放入锅中，水需淹过材料，大火煮开 10 分钟，转小火炖 1 小时，起锅前，加盐和料酒即可服用。这个汤适用于各种阳虚证。

▶居家使用注意事项

锁阳能补阳不伤阴，育阴以助阳，是阴阳双补的要药，成年男女均可食用。但因此药具有较强的性腺生成作用，所以未成年人不宜食用。

补骨脂——温补脾肾的要药

说到补骨脂，在民间也流传着一个关于它的传说。据说，它曾治好过唐朝郑相国的水土不服症。

郑愚在 75 岁高龄的时候，被皇帝任命为海南节度使。在古代圣旨是不能违抗的，于是他只能日夜兼程在规定的时间内去上任。毕竟是年纪大了，身体本来就比较虚弱，再加上水土不服，上任没几天就病倒了。卧床休息，症状未见好转，后来服用了一个姓李的人向他推荐的药物——补骨脂，服后七八日，身体不适的症状就有所好转，坚持服用了十几天后，疾病竟然痊愈了。

其实，补骨脂不光能治疗水土不服症，更是一味温补脾肾的要药。

▶补骨脂的补肾作用

补骨脂性大温，味辛、苦，归肾、脾经，具有补肾壮阳、固精缩尿、温脾止泻等作用。适用于肾阳不足而致的下元虚冷、腰膝冷痛、阳痿、遗精、尿频、遗尿等症，肾不纳气而致的虚喘不止症，脾肾两虚引起的便溏或五更黎明时泄泻、消化不良等症。

《本草经疏》记载："补骨脂，能暖水脏；阴中生阳，壮火益土之要药也。"可见，它是温补脾肾的要药。

▶使用方法有窍门

在生活中，有的人常在黎明之前腹痛、肠鸣、泄泻，这种情况在中医里被称作"五更泻"。五更泻是肾阳不足、命门火衰、脾肾阳虚、阴寒内盛所致。如果碰到这种情况，用补骨脂煮鸡蛋食用有很好的效果。取补骨脂30克、鸡蛋3枚、肉豆蔻15克。先将鸡蛋用清水煮熟，捞出打破外皮，再与补骨脂、肉豆蔻同煮15分钟即可。每日1次，趁热将鸡蛋吃完，可以起到温肾暖脾、固肠止泻的作用。

肾虚遗精的患者，用补骨脂、精盐各等份，研末，每次服6克，每日2次，效果不错。顽固性遗尿患者，用补骨脂 3 克、麻黄 0.5 克研末，用温开水冲服，每日 2 次，效果也很不错。

▶居家使用注意事项

补骨脂温补脾肾的效果虽好，但因其性质温燥，对胃又有刺激性，长期服用易出现口干舌燥、咽喉干痛等症状，因此阴虚火旺及有胃病者应慎用。

2. 补肾阴的中草药

生地黄——清热凉血的好帮手

传说唐朝时，有一年瘟疫在长江流域肆虐，夺去了很多老百姓的生命。尽管当地的医生医术精湛，可是却没有人想到击退瘟疫的良策。县太爷无奈之下，只好到神农山药王庙祈求神仙的帮助。可能是县太爷的诚心感动了神仙，于是赐给他一株叫地皇的根状草药，这种药根块大而短，形状像萝卜，颜色微黄，口味发苦。后来，县太爷用这种药治好了当地百姓所患的疾病，瘟疫也因此得到了有效控制。瘟疫过后，百姓们把它引种到自家农田里，因为它的颜色发黄，便把地皇叫成地黄了。

时至今日，生地黄虽然不再用来治疗过去所谓的瘟疫，但它滋补肾阴的药用价值仍然备受推崇。那么，生地黄又有哪些滋阴补肾的功效呢？

▶**生地黄的补肾作用**

在中医里，人体一切正常的水液统称为津液。肾对津液的输布起着主宰作用。肾阴为人身阴液之根本，具有滋养濡润各脏腑组织器官并制约阳亢之功。肾阴亏虚，阴不制阳，虚火内生，就会出现五心烦热、潮热盗汗、面红颧赤；阴虚津液不能上承，就会口干咽燥。肾阴亏虚重在滋阴补肾，生地黄为滋阴补肾的首选药品。

生地黄味甘、苦，性寒，入心、肝、肾三经，既能凉血，又能滋阴，具有清热滋阴、凉血止血、生津止渴的功效。主治热入营血所致的舌绛烦渴、斑疹吐衄，阴虚内热所致的骨蒸劳热、津伤口渴、内热消渴、肠燥便秘等症。《饮膳正要》中说生地黄"生血，补肾水真阴"。因此，凡血分有热及诸脏津伤阴不足者，均为常用之品。

很多中医处方中都用到了生地黄，如用于治疗温热病之高热、口渴、舌红绛的清营汤；用于治疗阴虚火旺之口干口渴、头晕目眩的六味地黄丸等。

▶**使用方法有窍门**

生地黄作为滋阴补肾之品，在食用时既可煮粥、炖汤，又可作茶饮。煮粥的话，可以用生地黄50克、红米100克、冰糖适量。先把生地黄洗净后煎取药汁，与红米加水共煮，煮沸后加入冰糖，煮成稀粥。每天早、晚空腹温热食用。这款红米生地黄粥具有清热生津、凉血止血的功效。适用于血热崩漏、鼻衄及消化道出血，还可用于热病后期、阴液耗伤、低热不退、劳热骨蒸，或高热心烦、口干作渴者。

肾虚型骨质疏松症患者还可以做生地黄鸡这道佳肴：选用 1000 克重的乌骨鸡 1 只、生地黄 250 克、麦芽糖 150 克，先将鸡收拾干净，再将生地黄洗净后切成细条，与麦芽糖混合后塞入鸡腹内，用棉线扎紧，然后把鸡放到瓷锅里用文火炖熟（切记不要加盐、醋等调味品），菜成后喝汤吃鸡肉，有填精补髓、益肾滋阴的功效。

肝肾阴虚不足所致腰酸痛、口渴烦热、盗汗、潮热者，可用生地黄冲茶饮。取枸杞子 5 克、生地黄 3 克、绿茶 3 克、冰糖 10 克。用 250 毫升开水冲泡后饮用，可反复冲饮至味淡。该茶品有滋肝补肾、养阴清热之功效。

▶**居家使用注意事项**

生地黄性寒而滞，会影响脾胃的消化吸收功能，所以脾胃虚寒（虚弱）、大便溏薄、胸闷食少、气滞痰多者不宜应用。

玄参——养肾护肾的 "君药"

玄参，又名元参，为多年生玄参科植物玄参的干燥根。玄是黑的意思，玄参表皮灰黄色或棕褐色，有不规则的纵沟，断面墨黑，嗅之有一股酱气，尝之甘中微咸略苦，以支条肥大、皮细、质坚、芦头修净、肉色乌黑者为佳。

▶玄参的补肾作用

玄参性寒，味甘、咸、微苦，入肺、胃、肾经，具有清热凉血、泻火解毒、滋阴润燥、壮肾水以制虚火、清上彻下的功效，是清热养阴、凉血解毒之佳品，不论虚热还是实热都能用。如纵欲耗精、真阴亏损、致虚火上炎，用玄参可以滋阴抑火。中医认为头疼、耳鸣、热毒、喉风、咽痛、瘰疬、伤寒阳毒等症都是无根浮游之火所致，玄参有清上彻下之功，所以对肾阴虚而言，玄参凉润滋阴，其功效胜于知柏，因此被看做护肾的"君药"。

玄参为养阴的补益药材，具有清热凉血、滋阴降火除烦的功效。历代医家对玄参都很重视，很多著名医家都有一定见解。李时珍在《本草纲目》中说："滋阴降火、解斑毒、利咽喉、通小便血滞。"清代名医陈修园也说："元参所以腹中诸疾者，以其启肾气上交于肺，得水天一气，上下环轶之妙用也。"清代著名医家吴鞠通对它破格重用，在治疗邪热入营、神昏谵语，以及热入血分（症见舌质深绛、脉数、烦扰不寐、吐血、衄血、发斑）而应用的代表方剂（如清营汤、清宫汤、化斑汤）中都使用了玄参。

▶使用方法有窍门

玄参是清热凉血药的一种，也是滋阴降火的常用药。有些年纪大的人容易眼睛干涩、干咳舌燥，而喉部并没有出现红肿痛的发炎现象，这并不是感冒，中医称这种症状为"阴虚"，此时可以适当服用玄参、玉竹、麦冬等养阴的药材来改善体质。

也可以用玄参泡茶饮，比如用玄参10克、绿茶3克，加开水适量冲泡后饮用，能滋阴降火、除烦解毒，对热病烦渴、便秘、咽喉肿痛、皮肤炎症有很好的疗效。此茶既滋阴又养血，可以经常饮用。用玄参、天冬、麦冬各30克，捣成末后加蜂蜜适量炼成小药丸，含入口能够滋阴降火，对阴虚火旺导致的口舌生疮有奇效。

此外，玄参还可用来入菜，如玄参炖猪肝就有滋阴除烦、滋养肝肾的功效。这道菜的做法很简单：先准备玄参15～20克、猪肝300～400克、生姜3片。将玄参洗净，稍浸泡；猪肝洗净，晾干水，切薄片。与生姜一起放进炖盅内，加入冷开水750～1000毫升，加盖隔水炖两个半小时便可。食用时调入适量食盐。此量可供2～3人用。

▶居家使用注意事项

在清泄肾火的中药中，玄参与生地黄的功效类似，两者均能清热凉血，养阴生津，常配伍使用。但玄参泻火解毒力较强，因此多用于咽喉肿痛、痰火瘰疬等症；而生地黄清热凉血力较大，因此多用于血热出血、内热消渴等症。玄参性寒而滋腻，因此脾胃虚寒、食少便溏者不宜服用。

女贞子——乌发明目、强壮体力的良药

女贞子是中医常用的一味滋补肾阴的良药，关于女贞子的来历，还有一个神奇的传说。

相传秦汉时，临安县城有一个员外，家境非常殷实。员外有一独生女儿，容貌端庄，品德贤淑。这个女孩非常喜欢自己的教书先生，于是就与其私定了终身。但是员外对这件事情并不知情，就是知情他也绝不会同意自己的女儿嫁给一个穷困潦倒的教书先生。后来员外将女儿许配给了县令的儿子。员外的女儿不同意这门婚事，但员外收下了聘礼，定了婚期，婚事已经成了定局。员外的女儿知道事情不会再有转机了，但是她也不想辜负了教书先生，于是在出嫁的当天，撞死在了闺房当中。教书先生听说员外的女儿因为自己撞墙而死，忧郁成疾，原本一头乌黑的头发也变白了。转眼间三年过去了，有一天教书先生到员外女儿的坟前去悼祭，他发现坟前长了一棵树，树上结满了果实，于是他就采摘了一些吃掉了。果实入口，往事也一幕幕涌上心头。从此他每日到坟前精心培育此树，摘下果实充饥，寄托哀思，天长日久，此树变得郁郁葱葱，教书先生的病也逐步好转，过早变白的须发也开始转黑。从此，女贞子的神奇作用便流传开来。

▶女贞子的补肾作用

女贞子性平，味苦、甘，具有补肾滋阴、养肝明目的功效，在中药里属补阴类药物。传统上用于治疗阴虚内

热、腰膝酸软、头晕眼花、须发早白等症。在我国，女贞子自古以来就是人们常用的提神、强壮体力之药。

《本经》上说女贞子能补中气、安五脏、养精神、除百病，制酒久服，有增强体质、长筋肉、壮筋骨等功效。李时珍在《本草纲目》中说它能"强阴，健腰膝，明目"。日本的研究也表明女贞子确实有防止衰老、强筋骨、镇静神经的功效。

女贞子单用常制成女贞子膏，女贞子膏能滋养肝肾、强壮腰膝，用于肝肾两亏、腰膝酸软、目眩耳鸣、须发早白，具有补肾滋阴、养肝明目、除虚热、聪耳明目等作用。其性平和，补阴而不腻滞，宜于久服。

女贞子还可与其他药物配伍组成复方，《医方集解》中的二至膏，就是把等份的女贞子、墨旱莲和桑葚水煎取浓汁，加入约等量的蜂蜜，煮沸收膏使用。每次吃一两勺，就能起到补肝肾、滋阴血的作用了。

▶使用方法有窍门

新鲜的女贞子可以直接食用，从药店买回来的女贞子通常是干燥的果实，食用时可以与其他药材配伍作茶饮。如二子菊花饮就是取女贞子、枸杞子各 15 克，菊花 10克，煎水饮用。此饮品以女贞子、枸杞子补肝肾、明目，以菊花养肝、明目。用于肝肾阴虚引起的眼目干涩、视物昏花或视力减退。二绿女贞茶就是取绿萼梅、绿茶、橘络各 3 克，女贞子 6 克。将女贞子捣碎后，与前三味药共入杯内，以沸水冲泡即可。每日 1 剂，不拘时饮服。此茶能养阴利咽，行气化痰。肝肾阴虚、虚火上浮、气郁痰结引起的咽痛不适、咽喉有异物感，饮用效果很好。

女贞子、黑芝麻、桑葚、草决明还可做成滋补肝肾、清养头目、润肠通便的女贞决明子汤。取女贞子 15 克，黑芝麻、桑葚、草决明各 10 克。水煎，早、晚空腹温服，日服 1 剂。此汤适用于肝肾阴虚所致头晕眼花、高脂血症、便秘及动脉硬化症者。

想要美容的女性，可以泡女贞子酒喝。选女贞子 200 克、低度白酒 500 毫升。将女贞子洗净，蒸后晒干，放入低度白酒中，加盖密封，每天振摇 1 次，1 周后开始服用。每日 1～2 次，每次一小杯。可以补益肝肾、抗衰祛斑，尤其对老年脂褐质斑效果好。

▶居家使用注意事项

选购女贞子时，以颗粒饱满、色蓝黑、干燥无泥者为佳，颗粒小、色黄者次之。女贞子为滋补肾阴类药材，脾胃虚寒泄泻及阳虚者不宜食用。

墨旱莲——滋肝补肾的"美发明星"

唐朝时有一个人，名叫刘简。此人只有一个兴趣爱好，那就是喜欢游历名山仙迹。他一生当中游览了很多名山仙迹。有一次在出游的过程中，遇见了一位自称为"虚无子"的采药老人。两个人兴趣相投，于是促膝长谈。长谈之后，老人还带刘简到自己的药园去参观。老人的院子里面种了很多药物，看得刘简目瞪口呆。那一刻，刘简知道，自己眼前的这位老人绝对不是一个普通人，于是他便向老人虚心求教"如何才能长生不老"。听完刘简的话，老人对刘简说："长生不死是不可能的，但长寿还是可望的。"于是老人将水池边生长的一种植物送给了刘简，他告诉刘简自己就是因为服食了这种植物才能活到百岁的。刘简回到家里之后，将这种植物种在了水田边。等此种植物长到 20 厘米开始服用，果然也活到了百岁。由于这种植物叶子墨绿，刘简便将它命名为墨旱莲。

食用墨旱莲虽然不一定真能如传说中所说的活到一百岁，但是墨旱莲的滋肝补肾作用确实不容置疑。

▶**墨旱莲的补肾作用**

墨旱莲味甘、酸，性寒，入肾、肝经，既可滋补肝肾之阴，又可凉血，还有止血之效，对肝肾阴虚所致的头昏目眩、牙齿松动、腰背酸痛、下肢痿软诸症以及血热所致的多种出血症有较好的疗效。

肾其华在发，肾脏功能的好坏直接影响到毛发的生长、颜色、光泽和弹性。《本草正义》认为墨旱莲"入肾补阴而生长毛发"，很欣赏它的美发功能。明代名医缪仲醇对墨旱莲十分推崇，在《本草经疏》中说："古今变白之草，当以兹为胜。"他认为在中草药中，能使白发变黑的最佳药物非墨旱莲莫属。墨旱莲被认为是乌须黑发、生长毛发的要药，中医美容古方中墨旱莲的使用频率也极高。比如《千金月令》中的金陵煎，《寿亲养老书》中的牢牙乌髭方、旱莲散，《摄生众妙方》中的乌须固齿方，《太平圣惠方》中的治眉毛脱落方，都是以墨旱莲为主药的。

▶使用方法有窍门

使用墨旱莲的方法，内服可单独用墨旱莲，也可与其他中药配伍制成汤剂、散剂、丸剂、膏剂。如用 100 克墨旱莲加 2 克甘草煮水，3 碗水煮成 1 碗，放到温热就可以饮用了，甜甜的挺好喝，一周 3 次，晚饭后服用，是滋阴清热又补肾的好方法。还有一种简单方便而且有效的使用方法值得推广，那就是将新鲜的墨旱莲洗净后，再用温开水浸泡片刻后捣烂取汁，加少量红糖，用开水冲服。这种服法，由于挥发油、皂苷、维生素等有效成分不被破坏，因此疗效较好。

墨旱莲除了内服外，还可以外用。如用 250 克墨旱莲煮水，5 碗水煮成 2 碗，放凉，盛在瓶子里，放进冰箱，洗头的时候，从冰箱拿出来，混合洗头水，一起洗头，可以达到乌发的作用。坚持 1 个月，头发会乌黑发亮，坚韧有弹性。墨旱莲鲜汁，也是外治的好药材。《太平圣惠方》中的治眉毛脱落方值得推荐：用新鲜墨旱莲捣烂绞汁，再用汁磨生铁，用此汁涂在两侧的眉弓骨部位，并用手指沾药汁反复揩擦，以使药力渗透到眉毛的皮下。坚持使用数月，眉毛就会重新生长出来。

▶**居家使用注意事项**

墨旱莲性质寒凉，故一般脾胃虚寒、大便泄泻及虚寒性出血者不宜服用。

桑葚——药食两用，滋阴又补血

《世说新语》中有一个关于桑葚的故事。晋朝有个叫谢安的宰相。一天有一个北方人前来拜见，两个人闲谈中谈到水果这个话题。谢安一直对南方的水果情有独钟，所以对北方的水果知之甚少，于是他就问来客北方什么水果最好。来客告诉谢安，北方最好的水果当属桑葚。谢安听了之后很好奇，于是又接着问南方有什么水果可以与桑葚相媲美。北方人回答说是柑橘一类。谢安听了之后心里很不高兴，暗想小小的桑葚怎能与柑橘相媲美，简直就是胡言乱语。这个北方人从谢安的面部表情中揣测到了谢安的心理变化，为了证实自己不是在胡言乱语，于是在桑葚成熟的季节，他买了匹快马，将采摘的桑葚送给了谢安。谢安品尝过后，欣然一笑，认同了那个北方人的说法。后来，还将那个北方人聘为宾客。

其实，桑葚不仅是一款甘甜美味的水果，还是一味可以滋阴补血、补益肝肾的药材。

▶桑葚的补肾作用

桑葚又名桑果，早在两千多年前，桑葚已是中国皇家御用的补品。桑葚既可入食，又可入药，是难得的药食两用的滋补佳品。桑葚味甘酸，性微寒，入心、肝、肾经，具有补血滋阴、固精益肾、生津止渴、润肠燥等功效，常用于肝肾阴虚、精血亏损、肠燥便秘等症。

我的一个朋友有一段时间总是感觉头晕目眩，有时候还耳鸣心悸，晚上也经常失眠，实在没办法了就向我求助，综合他的情况，我认为这是肝肾阴虚造成的，于是我告诉他一个方法：买 1000 克鲜桑葚（如果买不到新鲜的，用干品代替也行，有 500 克就够了），搅碎取汁，然后煎熬成稀膏，再加入 300 克蜂蜜，一同熬至黏稠，装在罐子里，放在冰箱里冷藏，每天吃一小勺。朋友按照我说的做了，一星期后他打来电话说感觉好多了，晚上也能睡着觉了。

▶使用方法有窍门

桑葚除了鲜食外，还有多种使用的方法，如做桑葚粥、桑葚茶、桑葚酒。桑葚粥的做法很简单：将煮好的大米白粥、小米粥、麦片粥等白味粥，调入桑葚粒和桑葚汁即成。该粥可通便养胃、消暑清热。

桑葚茶：先在杯内放入适量桑葚果粒，若要热饮则冲入热开水；天气热，则可直接冲入冷水及加冰块，搅拌均匀即成为一杯口感美味的桑葚茶。桑葚茶风味甚佳，具有护肝明目、助眠及美白皮肤的作用。

桑葚酒：准备桑葚 5000 克、大米 3000 克、酒曲适量。取桑葚捣汁煮沸；将米煮熟，沥干，与桑葚汁搅匀蒸好，加入酒曲适量搅匀，装入瓦坛内；将瓦坛放入棉花或稻草中发酵，根据季节气温不同，至发酵到味甜可口时即可取出饮用。每次 4 匙，开水冲服。每日 2 次。桑葚能补肝益肾、熄风润燥。此酒甘甜可口，亦食亦药，常饮可滋补肝肾。

▶**居家使用注意事项**

桑葚性质偏寒，因此脾胃虚寒、大便溏稀的人最好不要吃。

黄精——养阴生津的"太阳之草"

据说很久之前，有一个可怜的小姑娘，在她很小的时候父母都过世了。为了维持生计，她不得不给一个财主家打长工。每天她都要上山砍柴割草、下田耕地种菜，晚上回到财主家吃点残羹剩饭。因为吃不饱，于是白天外出劳作的时候，小姑娘就会在山上找点儿食物充饥。有一次，她在山上发现一种植物的根茎特别甘甜，滋味如同水果，于是她每天饿了的时候就会找这种东西来吃。日子一晃而过，转眼间这个小姑娘就已经长大成人。财主见姑娘长得漂亮标致，于是就起了贼心，一心想将其纳为小妾。这个姑娘死活不同意，但是财主苦苦相逼，于是她只能逃入深山当中。在深山里面，没有食物，她依旧靠着先前吃的植物根茎为生。财主知道姑娘逃到了山里面，派人去追，但是姑娘健步如飞，他们根本就追不到，只好放弃。这一幕被神医华佗看见了，等到那些人走了之后，华佗走到姑娘面前，问她何以身轻如燕，健步如飞，以致健壮的家丁都追不上她。这个姑娘就将自己食用植物根茎的事情告诉了华佗。因为植物的根茎形状如鸡头，所以姑娘将其取名"黄鸡"。华佗将植物的根茎带回去研究发现，此根茎具有补脾益肺、养阴生津的功效，可用于治疗体虚瘦弱、气血不足、肺痨、胸痹以及肺燥咳嗽等症。后来，华佗就把它改称为"黄精"，并一直延用至今。

▶黄精的补肾作用

黄精，又名老虎姜、鸡头参。黄精性平味甘，入肺、脾、肾经，不仅养阴，还可补气，常用于治疗脾胃虚弱、体倦乏力、口干食少、肺虚燥咳、精血不足、内热消渴等症。

黄精是一味很好的滋补强壮中药。《博物志》记载了这样一段有趣的对话——黄帝问天姥："天地所生，岂有食之令人不死者乎？"天姥曰："太阳之草，名曰黄精，饵而食之，可以长生。"《神仙传》也说："尹轨学道，常服黄精，年数百岁，后到太和山中。王烈常服黄精，年三百三十八岁，犹有少容，登山历险，步行如飞。"

黄精的补肾益寿之功也受到文人墨客的赞誉。大诗人杜甫曾有"扫除白发黄精在，君看他年冰雪容"的名句。明代散曲家王磐写过一首《黄精诗》，其中几句是："神州黄精，济我空氓。代粮辟谷，且使长生。"

▶使用方法有窍门

日常养生，可以用黄精煮粥食用：用黄精 30 克、粳米 100 克，先将黄精煎水取汁，再将粳米放入药汁中煮至粥熟，如果觉得味淡可以加一些冰糖。这个粥滋养脾肺的作用很好。

老年人身体虚弱、精血不足，可以自制九转黄精膏来吃，很容易做。取黄精、当归等份，水煎取浓汁，加蜂蜜适量，混匀，煎沸。每次吃一两勺，对补益脾肾、补精血很有好处，常吃可延年益寿。

黄精还有很好的抗结核作用，因而是极好的补益抗痨之品。黄精煲鸭可辅助治疗肺结核：取黄精 60 克、白果（即银杏，去壳）12 枚、蜜枣 3 枚、1000 克重的鸭 1 只（宰好，去毛及肠杂），放入锅中用文火煲 90 分钟，食肉饮汤，每日 1 次，配合服抗痨药，有助于康复。

▶居家使用注意事项

黄精性质平和，作用比较缓慢，所以必须长期服用才会有效。痰湿较重、阳虚便溏的人不宜服用。

鳖甲——退热除蒸的补肾良药

鳖俗称甲鱼、水鱼、团鱼和王八等，是一种药用价值极高的动物。鳖历来是备受推崇的食疗滋补佳品，鳖甲为传统中药材，有滋阴清热、软坚散结的功效；鳖首可治疗脱肛，漏疮等；鳖肉具有滋阴凉血、益气调中之功效；鳖卵可补阴虚。鳖的全身均可入药，因而备受人们的推崇。相传在清代就曾有人用鳖甲治好了光绪皇帝的"骨蒸"病。

清朝的光绪皇帝，体弱多病。有一次，他的腰椎中间不知道为何疼痛不止。御医想了很多办法，也给皇帝开了很多药物，可是服用后收效却不大。于是皇帝只能发布告，寻求民间医生的帮助。有位民间医家知道了这件事情之后，就前往皇宫为皇帝献计。到了皇宫，他给皇帝号了一下脉之后，胸有成竹地开了药方。药方即是将鳖甲与知母、青蒿水煎服。光绪皇帝试着服了1个月后，病情果然有所好转。

▶鳖甲的补肾作用

鳖甲就是鳖的背甲，味咸，性微寒，归肝、肾经，有滋阴潜阳、软坚散结、退热除蒸的功效。常用于阴虚发热、劳热骨蒸、虚风内动、经闭、久疟等症。《本草新编》中称："鳖甲善能攻坚，又不损气，阴阳上下有痞滞不除者皆宜用之。"醋炙后能软坚散结，可用于胸胁气郁积聚作痛。

鳖甲与龟甲很多老百姓常常弄混淆，这两味药都是滋养肝肾之阴的良药，但鳖甲长于退热除蒸，龟甲长于滋肾，大家日常使用时应有所区别。

现代研究证实，鳖甲可治疗肝病。用鳖甲配龟甲及其他活血软坚、疏肝利湿的中药，可用来治疗无明显腹水的慢性肝炎或肝硬化病人。长期服用鳖甲煎剂，可以促进肝血液循环，改善肝功能。用鳖甲熬制而成的鳖甲胶，可治肾亏头晕、多梦遗精，为补肾滋阴之良药。用鳖甲细末配茶油调匀外敷，可治烧烫伤。

▶使用方法有窍门

鳖甲可以用来内服，也可以用来外敷。内服的话，一般是用来煎汤、熬膏或入丸、散。如能够滋阴清热、平肝熄风的鳖甲汤，就是取鳖甲 20 克用水煎 30 分钟后取汁，一日内分 2 次温服。此方主治痨热蒸骨、阴虚风动之症。

鳖甲还可以做成味美又补益的菜肴，如鳖甲炖乳鸽。用鳖甲 30 克，乳鸽 200 克，食盐、味精、酱油、料酒、葱段、姜片等少许，将鳖甲敲碎后放入乳鸽腹中，然后加调料炖制即可。佐餐食用，有滋肾益气、散结通经的功效。民间常用于治疗妇女因身体虚弱引起的月经闭止，也是孕前的一款好食谱。

▶居家使用注意事项

鳖有一定的堕胎之弊，所以孕妇忌用。脾胃虚寒者也不宜服用。还有一点值得注意的是，做菜肴食用后的鳖甲已经没有药用的功效，所以不宜再入药。

3. 固肾气的中草药

山茱萸——收敛元气可养神

唐代大诗人王维有一首诗："独在异乡为异客，每逢佳节倍思亲。遥知兄弟登高处，遍插茱萸少一人。"诗中描述了中国人在重阳节有登高、插茱萸的习俗。为什么重阳节要登高插茱萸呢？这还有一个颇具传奇色彩的故事。

东汉有一个叫桓景的人，他跟着一个道士学道。有一天，道士忧心忡忡地告诉他，在九月九日那天，桓景家中将有大祸。桓景听到这个消息之后，慌了神，连忙向道士请教如何才能免除灾祸。道士告诉他若是想免除灾祸，在九月九日那天家中不要留人，此外，每个人还都应用红色的袋子装满茱萸系在臂上，到一个高处饮菊花酒。桓景和家里的人按照道士所说的方法去做了。九月九日过后，他们又都回到了家中。到了家里面，桓景发现家里面养的动物都死了，看着动物的尸体，他吓出了一身冷汗。这件事情传开后，大家纷纷效仿，在九月九日重阳节这天佩戴茱萸绛袋，登高饮菊花酒。这个习俗至今仍在民间流传，人们相信登高佩戴茱萸能趋吉避祸，使自己逢凶化吉。

▶**山茱萸的补肾作用**

茱萸有吴茱萸、食茱萸、山茱萸之分，山茱萸是我国常用名贵中药材，始载于《神农本草经》，被列为中品之药。它以补力平和、壮阳而不助火、滋阴而不腻膈、收敛而不留邪等特殊功效为历代医家所喜用。张仲景还以山茱萸组方创制了"金匮肾气丸"，该丸药有补益肝肾、涩精敛汗的功效，是肝肾虚损的常用药。

生活中，有不少老年人每当打喷嚏、咳嗽、大笑或腹部用力时，尿液就会不由自主地从尿道溢出，裤子经常是湿的，让这些老年人非常痛苦。这种情况就是常说的老年性尿失禁。这个病给许多老年人身体上和心理上带来巨大的痛苦，严重影响了老年人的身心健康。中医认为，老年人之所以会出现尿失禁的情况，主要是因为人的肾气随着年龄的增长日益虚弱，引起中气下陷所致。虽然病在膀胱，但却涉及脾、肺、肾及肝。因此，在治疗时应以补益肾气、提升中气为主，同时调理各个脏腑的功能。这种情况下，山茱萸作为一味补肝肾药就可发挥其效用。

山茱萸有固涩收敛作用，包括敛尿、敛精、敛带、敛便、敛汗等。山茱萸对于需要收敛的慢性病，如慢性尿路感染、遗精早泄、白带过多、自汗、盗汗等临床都是有效的。值得注意的是对于出汗，单用山茱萸药力稍弱，宜在复方中使用。

▶使用方法有窍门

山茱萸一般是用水煎服，或研末入丸、散吞服。老年人因肾气亏虚引起的尿失禁的病症可用山茱萸9克、五味子6克、益智仁6克，水煎服，一段时间后病情就会慢慢好转甚至痊愈。

另外，对于自汗、盗汗这类病症，用山茱萸、防风、黄芪各9克，水煎服，疗效很好。而如果有汗出不止的症状，就用山茱萸、白术各15克，龙骨、牡蛎各30克，水煎服，病情很快就会有所好转。

山茱萸用水煎服时，常用量为6～12克。

▶居家使用注意事项

山茱萸虽有很好的固涩收敛作用，但是对于大便次数虽多，但有大便不畅、腹胀气、里急后重的病人，则不宜使用山茱萸进行收涩。

金樱子——补肾固精，善治遗尿

金樱子，俗名糖罐子、山石榴。关于它名字的来历，有这样一个故事。

从前有对夫妇，家里面有三个儿子。儿子长大之后，各自成家立业。三个兄弟婚后各自有了自己的孩子，但是老大和老二都不是儿子，唯独老三生了一个儿子。在那个年代，生男生女是有很大区别的。受思想观念的影响，人们都认为生儿子才能传宗接代，所以老三家的儿子自然成了全家的宝贝。时间匆匆而过，转眼间老三的儿子也到了娶妻生子的年龄。老三的儿子样样都很优秀，可是唯独有一点不好就是尿床。就因为他有这个毛病，所以没有姑娘愿意嫁给他。这可将家里人急坏了，为了治好小伙子的病，他们到处求医问药，但总也不见效，为此日日发愁。有一天，村里来了位身背药葫芦的老先生，自称可以治好小伙子的病。家里人抱着试试看的心情将老先生请到了家里面。老先生告诉小伙子的家人，他身上没有可以治疗尿床的药物，不过他可以到南方去采。但去南方采集此种药物具有一定的危险，因为南方到处都是有毒的瘴气。家里人恳求老先生辛苦一趟，老先生也不忍拒绝，于是就只身上路了。三个月后，老人带着药回来了，但不幸的是老人中了瘴气的毒，没过多久就去世了。老人去世的时候只留下了一个葫芦和葫芦上挂着的金黄色缨穗，为了感谢采药的老先生，弟兄三人便把这种药取名叫"金缨"。小伙子服用了老人带回来的药物之后，遗尿的毛病很快就好了。后来，"金缨"又被叫成了"金樱子"。

多年不愈的尿床竟然一用金樱子就能治好，这主要还是与金樱子的补肾功用分不开的。

▶金樱子的补肾作用

金樱子是一味补肾固精的名药。中医学认为，金樱子味酸涩、性温平，入肾、大肠二经。有固精涩肠、缩尿止泻的功效。适用于滑精、早泄、遗精、遗尿、尿频、脾虚泻痢、肺虚喘咳、盗汗、自汗、崩漏、带多、白浊等症。

古代医家在治疗遗精的方剂中，很多都用到金樱子。《明医指掌》中有一个治梦遗的名方——金樱子膏，就是把金樱子捣碎煎成药膏。用金樱子和粳米熬成的金樱子粥也有很好的收涩、固精、止泻的效用。

金樱子还能涩肠止泻。清气上升，浊气便会下降，以产生正常排便。若脾虚等导致气不升而下陷，便会引起腹泻。持久的泄泻会耗气，因气随过多的排便而耗散。金樱子的涩味能收敛这些耗散的气，并防止进一步损耗，从而使久泻得到控制。

▶使用方法有窍门

金樱子如果用来煎汤服用的话，用量一般以 3～6 克为宜。除煎汤外，金樱子还可制成味美又治病的药膳。下面我就给大家介绍三款金樱子的药膳。

冰糖金樱子：将金樱子 50 克去毛去核后放在碗里，放入冰糖 100 克，加入清水适量，蒸 50 分钟即可食用。能治早泄、滑精、梦遗、崩漏带下、经血不调等症。

金樱子粥：金樱子 30 克，洗净，用水煎煮 20 分钟，去渣留汁。粳米 100 克，淘洗干净，与金樱子汁煮粥，汁少可适量加水。食用时可放些白糖。此粥有固精涩肠、强身益髓、养气补血的功效，但是感冒或发热的病人不宜食用。

金樱子蜜膏：取金樱子1500克，捣碎。用水煎煮3次，每次煎30分钟，去渣留汁，然后加适量蜂蜜，煎煮成膏。每日睡前取一匙，用开水冲服。能治疗早泄、遗精、滑精、妇女体虚带多等症。

▶居家使用注意事项

有实火、邪热者忌食金樱子。

沙苑子——养肝明目、补肾益精之品

沙苑子原名叫白蒺藜，为什么又叫沙苑子呢？沙苑子这个名字的由来，据说与唐代的一个公主还有一段渊源。

据说唐玄宗有一个宝贝女儿，这个公主自幼体弱多病，皇帝让御医进行诊治，可是公主的病却没有得到根本性的好转。后来，唐朝爆发了安史之乱，玄宗带着杨贵妃仓皇出逃。公主在出逃的过程中与家人失散了。公主的奶妈带着公主来到了陕西沙苑一带，投奔了一位叫做"东方真人"的道士。民间不像宫中，有那么多的规矩。虽说公主与家人失散后饱尝颠沛流离之苦，但是与此同时也享受到了童年的自由和快乐。因为没有束缚，她可以与小伙伴们无拘无束地玩耍。她最喜欢做的一件事情就是和小伙伴

一起到沙滩上找白蒺藜。她们找到的白蒺藜除了交给"东方真人"一部分外,剩下的就用来泡茶喝。一晃三年过去了,公主出落得非常美丽不说,气色也非常好。后来,叛军被打败了,皇上回到皇宫,同时也开始派人寻找下落不明的公主。公主知道这个消息之后,决定返回皇宫与家人团聚。在公主临走之前,"东方真人"送给公主一个葫芦,葫芦里面装的就是白蒺藜。"东方真人"告诉公主,回到皇宫之后可以泡茶喝,有强身健体的功效。公主回到宫中后,为了纪念在沙苑一带难忘的童年生活,就将常喝的白蒺藜改名为沙苑子。

▶沙苑子的补肾作用

沙苑子性温,味甘,归肝、肾经,为温补肝肾、固精、缩尿、明目的良药。中医认为,沙苑子可升,可降,可散,可补,补肝明目,补肾益精。《本草纲目》载:"沙苑子甘温无毒,主治补肾、腰痛泄精、虚损劳乏。"《本草求原》认为沙苑子能治"肾冷、尿多、遗溺"。《本草从新》说沙苑子能"补肾强阴、益精、明目,性能固精"。

沙苑子益精而不乱阳、补阳而不乱阴。入肾则固肾涩精,入肝则养肝明目,因此多用于肝肾虚损之腰痛、小便失禁或淋漓不尽、遗尿、遗精、早泄及眼花等。以沙苑子为主药,配用相关药物可用于治疗肾虚腰痛、遗精早泄、白浊带下、小便余沥、眩晕目昏等症。用沙苑子配伍续断、牛膝、杜仲等,可用于治肾虚腰痛;沙苑子配用山萸肉、五味子、莲须、龙骨、巴戟天、仙茅等可用于治疗肾虚所致的遗精阳痿；沙苑子配伍桑螵蛸、菟丝子、覆盆子、益智仁、补骨脂等，可用来治疗老年人肾虚所致的小便频数或失禁。

▶**使用方法有窍门**

沙苑子性温而柔润，补肾壮阳，补先天之不足，益肝明目，治后天之所伤，是一味平补阴阳的药物。把沙苑子捣碎泡茶喝，可以治疗腰痛，长期坚持，还延年益寿。如果再加入菟丝子一起泡茶，则可治疗肝肾不足引起的头晕眼花。遗精、遗尿、夜多小便者，可取沙苑子 10～12 克，鱼胶 15～30 克，先将沙苑子用布包住，鱼胶用水泡开，加水适量，放入炖盅内隔水炖 1～1.5 小时，调味食用。肌肤甲错、肝肾气血不足者，可用沙苑子 300 克、白芍 150 克、熟地黄 100 克、大枣 1000 克，将前三味烘干，微炒研末，用枣泥为丸，每次服 3～6 丸，每日 2～3 次，效果很好。

喜欢喝酒的朋友，还可以用沙苑子泡一坛沙苑杜仲酒喝。取沙苑子 30 克、韭菜子 10 克、杜仲 15 克、白酒 500 克。将上述中药浸酒，15 天后便可饮用。每次饮一小杯。用于肾虚阳痿、腰痛、小便余沥不尽。

▶**居家使用注意事项**

沙苑子为温补固涩之品，所以阴虚火旺及小便不利者忌服。一日用量以 10～15 克为宜。

益智仁——"久服身轻"的补肾防衰良药

益智仁是姜科多年生草本植物益智的果实，说到这个名字的来历，还有一个有趣的故事。

相传很久以前，有一个家财万贯的员外，年过半百才得一子，取名叫来福。来福自小体弱多病，头长得特别大，又流口水，而且行为反应迟钝，呆滞木讷，同时还有一个毛病，就是每天都尿床。一晃几年过去了，来福一直少言寡语，记性特别差，长到 10 岁了还不会数数，数到后面就忘记前面。为了给儿子治疗，周边的名医都请遍了，结果什么原因都查不出，病情也没有好转。

有一天，一个老道云游到此，听员外讲完了孩子的情况后，便告诉员外说："离此地八千里的地方有一种仙果，可以治好孩子的病。"并在地上画了一幅画，画中是一棵小树，小树叶子长得像羌叶，根部还长着几颗榄核状的果实，画完之后老道便走了。员外为了医好几代单传的儿子，决定亲自去寻找仙果。历经了千辛万苦，员外终于找到了老道所说的那种植物，员外从那颗树上摘了满满的一袋果实就踏上了返回之路。由于员外所带食物已经耗尽，沿途又人烟稀少，他每天吃 10 颗仙果充饥，奇怪的是他觉得自从吃了那仙果后记性越来越好，来时的路在他的脑海里异常清晰，而且精力也十分旺盛，很快便回到了家中。

来福吃了员外摘回的仙果后，身体也一天比一天强壮，而且变得开朗活泼、聪颖可爱，与以前相比判若两人，在 18 岁那年他去参加科举考试，结果金榜题名高中状元。人们为了纪念改变他命运的仙果，便将仙果取名为"状元果"，同时也由于它能益智、强智，使人聪明，所以又叫它益智仁。

▶益智仁的补肾作用

益智仁味辛、性温，气味芳香，归脾、肾两经，尤其长于温摄肾气、补肾助阳、固精缩尿，临床上常用于治遗精、夜尿频多之症，它兼能温脾止吐、止泻，故也用于治疗寒性胃痛、脾虚吐泻、口淡多涎、心悸、饮食减少等症。

益智仁能补肾壮阳，固精缩尿，温脾止泻，悦色延年，提高记忆力，而且是"久服轻身"的一味补肾防衰良药。常配伍金樱子、覆盆子、山茱萸治遗精、滑精，配葛根、肉豆蔻治脾肾虚泄，配干姜、丁香治胃寒呕吐、多涎，配川乌、干姜治伤寒阴盛、心腹痞满、呕吐泄痢、手足厥冷。

著名的缩泉丸就是由乌药、益智仁、山药三味中药组成的，对膀胱虚寒、小便频数、遗尿不止等病症可以起到温肾祛寒、缩尿止遗的作用，也可用于治疗脾肾虚寒所致的口流涎唾。儿童夜尿严重者，用益智仁加胡椒放入猪小肚里熬汤喝，效果也很好。

益智仁温而不热，暖而不燥，补而不峻，涩而不泄，有缓和之性，很适合长期从事脑力劳动的人和体质虚弱者作为健脑益智、延缓衰老和益寿延年之品服用。

▶使用方法有窍门

益智仁盛产于海南，在民间被广泛应用。用益智仁拌米制成的益智粽，既是一种美味小食，又可温脾肾以摄涎、涩精。相传晋安帝时，广州刺史卢循将益智仁拌米制成益智粽，馈赠给刘裕，刘裕回敬以"续命汤"。

将益智仁、猪肚、瘦肉、茨实、薏苡仁、莲子、补骨脂、红枣、马蹄、红萝卜熬成益智猪肚汤饮用，可健脾胃、益心肾、补虚损，用于治疗不思饮食、泄泻日久，或心烦口渴、心悸失眠，或胃虚所致的小便频数，夜尿增多，对胃、十二指肠溃疡也有疗效。

《局方》益智散中说，如果出现腹胀、腹泻的情况，可以用益智仁100克，水煎取浓汤服下，数天便可治愈。

对处于更年期的妇女来说，喝益智仁粥可以治愈更年期综合征。取益智仁5克、糯米50克、细盐少许。将益智仁研为细末，再用糯米煮粥，然后调入益智仁末，加细盐少许，稍煮片刻，等粥黏稠后就分早、晚服食。

▶居家使用注意事项

肾主纳气，肾虚则不能纳气，又主五液，涎乃脾之所统，脾肾气虚，二脏失职，是肾不能纳，脾不能摄。益智仁有敛摄脾肾之气的功效，所以可以治疗遗精虚漏、气逆呕吐、肾气虚寒、泄泻及小便余沥等肾气不固之症。但如果呕吐是由于热而不是因于寒、气逆是由于怒而不是因于虚、小便余沥是由于水涸精亏内热而不是由于肾气虚寒、泄泻是由于湿火暴注而不是由于气虚肠滑造成的，都应慎用益智仁。

菟丝子——通补心、肝、肾的“长寿药”

菟丝子是一种寄生性植物，据说发现它有药用功效的是一个并不懂药理的长工。

很久以前，有一个员外，他雇了一个长工为他养兔子。这个员外非常喜欢兔子，于是长工也倍加小心生怕兔子有个什么闪失。可是越是担心什么事情发生，到最后这件事情往往就会发生。有一次，长工在喂养兔子的过程中，不小心将兔子的脊骨弄伤了。长工非常担心财主怪罪下来，也不敢将这件事情告诉财主。为了不让财主发现兔子受伤了，他就将受伤的兔子丢到了豆苗地里。他原本以为兔子会因此而死掉，数天后当他去豆苗地里一探究竟的时候，却发现兔子不但没有死，而且伤也完全好了。为了弄清楚究竟是怎么回事，长工又故意将另外一只兔子弄伤放到了豆苗地里。他细心观察发现，受伤的兔子经常啃食一种缠在豆秸上的野生黄丝藤，不久兔子的伤就好了。长工猜想，应该是黄丝藤治好了兔子的伤。于是，他便用这种黄丝藤煎汤给他患有腰伤的父亲喝，没多久他父亲的腰伤也被治好了。为了见证此药的疗效，他又让其他的腰痛患者服用，也具有较好的疗效。后来长工便辞去了养兔的活计，当上了专治腰伤的郎中，并把这种能治腰伤的黄丝藤叫做"兔丝子"。因为此药为一种草药，因此后人就将其改名为"菟丝子"。

从上面的故事中可以看出菟丝子有"续绝伤、补不足、益健人"之功。

▶菟丝子的补肾作用

菟丝子以种子入药，性温，味甘，归肝、脾、肾经，具有补养肝肾、益精明目、健脾止泻、延年益寿之功效。菟丝子柔润多液，不温不燥，补而不腻，是一味平补阴阳的药物，很多长寿成药都含有菟丝子的成分。

菟丝子与鹿茸、枸杞子、附子、巴戟天等配伍使用能温肾阳；与山萸肉、熟地黄、五味子等配伍使用可滋肾阴，所以常用于肾虚腰痛耳鸣、阳痿遗精、消渴、不育、淋浊带下、遗尿失禁等症；与车前子、熟地黄、枸杞子配伍使用，可以滋肾养肝明目；与茯苓、石莲子、山药配伍使用可以健脾止泻。

《本草新编》中说："菟丝子，可以重用，亦可一味专用。"《本草新编》还记载了一个治疗遗精、多梦的方子：用菟丝子150克、水10碗，煮汁3碗，分早、午、晚3次服完，能治疗遗精。因为这个病是心、肝、肾三经齐病，水火两虚所致的，而菟丝子正是补心、肝、肾的圣药，一味专用，没有掺入其他的药，所以能直入三经，起到标本兼治的疗效。

▶使用方法有窍门

菟丝子的使用方法有很多，可以熬粥，可以泡茶，还可以外用，具体应该怎么做呢？下面我就教给大家一些简单的用法。

用来熬粥的话，就取菟丝子 60 克、粳米 100 克、白糖适量。先将菟丝子研碎，放入沙锅内，加水适量，用文火煎 20 分钟，去渣留汁；再加入粳米，然后另加水及适量白糖，用文火煮成粥就可以了。此粥具有补肾益精、养肝明目的功效，适合那些总是感觉腿脚软弱无力的人食用。

如果你是脑力劳动者，那就建议你用菟丝子泡茶喝，一次有 10 克就够了，不过要洗净、捣碎，再加点儿红糖。喝此茶可养肝明目、延年益寿。菟丝子茶对老年人便秘也很有疗效。如果将菟丝子和黑芝麻一起泡茶喝还能治老花眼，将菟丝子与黑芝麻碾碎，以 3：1 的比例用开水冲泡代茶饮用，过一些日子即可见效。

到了夏天，天气炎热，很多人会长热疹、痱子，尤其是小孩，额头或后背总是感觉痛痒难当，遇到这种情况别着急，菟丝子就可以派上用场了，找一把鲜菟丝子草，用它搽身，保证你一夏天都无忧无虑。

▶居家使用注意事项

阴虚火旺、阳强不痿及大便燥结者禁服。

4. 填肾精的中草药

熟地黄——生精益髓的圣药

熟地黄为生地黄的炮制加工品。通常以酒、砂仁、陈皮为辅料经反复蒸晒，至内外色黑油润、质地柔软黏腻后入药。日常使用，常切片或炒炭。熟地黄是滋补肝肾的重要药物，不仅能够养血滋阴，而且能够生精填髓。《药品化义》中道："熟地黄生精益髓、封填骨髓、安五脏、和血脉、调肌肤、养心神、滋补真阴，为圣药也。"

▶熟地黄的补肾作用

熟地黄味甘，性微温，归肝、肾经，有养血滋阴、补精益髓的功效。《本草纲目》记载：熟地黄"填骨髓，生精血，补五脏，通血脉，利耳目，黑须发"，治"男子五劳七伤，女子伤中胞漏，经候不调，胎产百病"。因此，熟地黄对于血虚萎黄、肝肾阴虚及经血亏虚诸症都能治疗。

熟地黄质润入肾，善滋补肾阴，填精益髓，为补肾阴之要药。古人谓之"大补五脏真阴"，"大补真水"。常与山药、山茱萸等同用，治疗肝肾阴虚引起的腰膝酸软、遗精、盗汗、耳鸣、耳聋及消渴等症，能够补肝肾，益精髓，著名的六味地黄丸中就有这几味药；也可与知母、黄柏、龟甲等同用治疗阴虚骨蒸潮热，大补阴丸中就有这几味药。熟地黄入肝，能补阴益精以生血，常与当归、白芍、川芎同用，治疗血虚萎黄、心悸、眩晕、失眠以及月经不调、崩中漏下等症，四物汤中就有这几味中药；如果治疗崩漏下血而致的血虚血寒、少腹冷痛等症，可与阿胶、艾叶等补血止血、温经散寒药同用，胶艾汤中就有这几味中药。

熟地黄与生地黄在功能上有一定区别，《本草纲目》说男子多阴虚，宜用熟地黄；女子多血热，宜用生地黄。又说生地黄能生精血，熟地黄能补精血。大家可以此作为日常使用的参考。

▶使用方法有窍门

熟地黄单用，或与当归配伍炖鸡，专治血虚证和女性月经不调。如果把熟地黄和枸杞子一起泡入白酒做成熟地黄酒，能补精血不足，治疗健忘、脱发等问题效果显著。泡熟地黄酒的时候要注意，熟地黄和枸杞子的比例是2：1，切碎后装在纱布袋里，扎紧袋口泡在酒里，有1000克酒就够了。泡在酒里还不算完，要记着每天振摇1次，7天后改为每周1次。20天后就能喝了。喝完这些，药渣还可以再加500克白酒，15天后还能接着喝。每天一小杯，效果就会大不同。

熟地黄与黄芪、当归等药材配伍还可做成气血双补、固本养颜的药膳——熟地黄芪羊肉汤。下面我就给大家介绍一下这道药膳的做法：取羊肉750克、当归头20克、白芍 15 克、熟地黄 50 克、黄芪 50 克、红枣 5 个、生姜 3 片。将羊肉洗净切块，用开水焯一下备用；将红枣去核，当归头切片，白芍、熟地黄、黄芪、生姜均洗净。将以上药材和食材一同放入锅内，加清水适量，武火煮开后，改文火煲 3 小时，调味后即可食用。这道药膳适用于气血不足引起的面色苍白或萎黄、气短懒言、心悸怔忡、四肢倦怠、头晕目眩、食欲不振等症；或肾阳不足引起的肢冷、面部色斑、腰膝乏力等症；或神经衰弱、贫血等症。

▶居家使用注意事项

熟地黄服食时忌萝卜、三白、诸血等。伤寒病患者不宜使用，脾虚痰多气郁之人慎服。

紫河车——补肾益精的要药

紫河车是人体胎盘的中药名，又称胞衣、胎衣等。大家都知道，胎盘既非草木，又非金石，世上也没有紫河，为什么却命名为"紫河车"呢？其实，这名字的来历带有浓厚的神话色彩。

《本草纲目》解释说：天地之先，阴阳之祖，乾坤之始，胚胎将兆，九九数足，胎儿则乘而载之，其遨游于西天佛国，南海仙山，飘荡于蓬莱仙境，万里天河，故称之为河车。母体娩出时为红色，稍放置即转紫色，因此，入药时称为"紫河车"。

据说中国历史上最早将人体胎盘作为保健养生用物的人是两千多年前统一中国的秦始皇。有一年，40 岁的秦始皇沿渤海湾东行，以巡视海疆为名到处寻找长生不老之药。他搜集了很多名药，其中功效最好的就是胎盘。自那之后，胎盘一直被作为皇室养生的上品之物。

▶ **紫河车的补肾作用**

中医认为，紫河车味甘、咸，性温，入肺、心、肾经，有补肾益精、益气养血之功。对于它的功效，我们还是看看古代医典都是怎么说的吧。

《日用本草》中说：胎盘"治男女一切虚损劳极、癫痫、失志恍惚。安心养血，益气补精"。《本草经疏》则说："人胞乃补阴阳两虚之药，有返本还元之功。乃血肉有情之品，大补气血。"《本经逢原》上说："紫河车禀受精血结孕之余液，得母之气血居多，故能峻补营血，用以治骨蒸羸瘦，喘嗽虚劳之疾，是补之以味也。"

总之，紫河车既补阳补气，又补阴补血，为补肾益精之要药，凡是气血亏损、阴阳两虚的人都可以服用，也适用于各类肾虚证。

▶ **使用方法有窍门**

紫河车作为中药使用的话，一般都是研末吞服，推荐每次用量 2～3 克。保健滋补多用鲜胎盘，买不到鲜品，则可从药店或保健品商店购买紫河车，烘干研末后，可直接用水、牛奶送服，或装入胶囊中服用，或调入面粉、奶粉、稀粥中，煮食。下面我给大家介绍几道用紫河车制作的药膳。

黄精紫河车汤：紫河车1具（洗净）、黄精50克。将紫河车切碎，加入黄精共炖熟，分3次食用。此药膳大补气血，滋阴补肾，适用于小儿贫血、妇女头晕眼花、老年人肾肝不足、视力下降、腰痛、阳痿等症。

紫河车蒸鲍鱼：紫河车粉30克、鲍鱼50克、冰糖30克。将鲍鱼切薄片，冰糖打碎，放入蒸碗内，加入紫河车粉，加清水适量。将碗置蒸笼内，用大火蒸40分钟便可。每日1次。常食可滋补肝肾，补气养血。

紫河车炖鸡：仔鸡1只（500克），紫河车30克，姜、葱、盐适量。将紫河车洗净，烘干，研成细粉；将鸡宰杀后收拾干净；姜切片，葱切段。把鸡身上抹上盐，放入沙锅内，加入紫河车粉、姜、葱以及清水适量。将锅用武火烧沸，再用文火炖煮50分钟即可。每天1次，佐餐食用。此药膳可补虚损，益气血，适用于病后体弱，尤其是癌症放疗、化疗之后，气血大亏，面白声怯，脾胃虚弱，贫血者。

紫河车炖冬虫夏草：紫河车半具、冬虫夏草10克。将紫河车洗净切块，然后加入冬虫夏草一起炖熟，加入调味品后食用。本药膳能补益肺肾，适用于肺肾两虚、久咳喘息、身体虚弱的人使用。但咳嗽痰多、邪实者忌用。

▶居家使用注意事项

胎盘虽为治疗虚损劳伤的上品，但仍不可擅自妄食。另外，病妇胎盘、霉烂胎盘、不洁胎盘，都不宜食用。

何首乌——乌发美颜抗衰老

传说过去有一个名叫"何田儿"的人，自小体弱多病，50多岁了还没有子嗣。他心情很坏，于是独自走进深山，离家修炼，期望通过练功能把他不育的问题治好。

有一天夜里，他喝醉了酒睡在山野间，朦胧中看见两株相距一米多远的藤本植物的苗蔓忽然交缠在了一起，过了一段时间后才分开，然后又交缠在了一起。

见此情景何田儿感到非常奇怪，出于好奇第二天早晨他将那两株植物连根掘起，拿回村里向众人询问，但没有一个人见过这种植物。

后来有一位老人对何田儿说："你既然年老无子，此二藤相距三尺多，苗蔓忽然相交在一起，久而始解，解后又交，实在奇异，这恐怕是天赐的神药吧，你何不服用试试呢？"于是何田儿便将所挖之根捣碎，每天早晨空腹时用酒送服5克。连服数月后便感觉身体强健，精神振奋，于是他常服不断，又加至每日10克。

转眼间一年过去了，何田儿原已花白的头发变得乌黑油亮，原已苍老的容颜也变得神采奕奕。有此神药相助，何田儿也不再常居深山修炼了，他回到家中又娶了一房年轻的妻子，谁知他不仅不育的问题没了，而且还与这房妻子生养了好几个孩子，于是他将他的名字"田儿"改为"能嗣"。

从此以后，他家即将此药当做传家宝一代一代传下去，能嗣又让儿子依法照服，父子二人都活了一百多岁，他们虽为百岁老人，头发却乌黑如漆。于是他们便将此药取名为"何首乌"。

何首乌的神话传奇，当然不足为信。但是，何首乌有两大独特的功效，是经过临床验证的。这两大功效，一是延年益寿，抗衰老；二是久服令人多子，治疗男性不育。

▶何首乌的补肾作用

何首乌味苦、甘、涩，性温，归肝、心、肾经。李时珍对何首乌的评价很高，他说何首乌能"养血益肝，固精益肾，健筋骨，为滋补良药，不寒不燥，功在地黄、天门冬诸药之上"。近代名医张山雷也给予了它很高评价："首乌之根，入土甚深，而藤蔓延长，极多且远，能入夜交缠。含至阴之气，具有凝固能力，所以专入肝肾，补养真阴，且味固甚厚，稍兼苦涩，性则温和，皆与下焦封藏之理符合，故能填益精气，备有阴阳平和作用，非如地黄之偏于阴凝可比。"

另外，何首乌还有美容和乌发的功效。《本草纲目》说何首乌"可止心痛，益血气，黑髭发，悦颜色"。何首乌具有益精血、补肝肾作用，经常服用可使人气血充足，面色红润，容光焕发，面色无华或面色萎黄的血虚病人，常服制何首乌（深加工过的何首乌），可使面容青春久驻。

现在很多人因为专注于工作和学习而经常影响胃口，甚至还会头昏脑涨，建议大家用开水冲一两勺何首乌粉喝，几分钟后你就能感觉神清气爽、头脑清晰，然后再工作和学习，效率自然就高了。所以，大家不妨在家里常备一些何首乌粉，感觉头晕乎乎的时候就喝上一杯。

▶**使用方法有窍门**

很多人都知道何首乌能够抗衰老，治疗白发，于是就到药店买来熬水喝。谁知吃了以后身体很不舒服，还拉肚子。这主要是不会用何首乌引起的。何首乌有生熟之分，熟品是经过严格炮制的，可以抗衰老，乌须发，而生品能滑肠。如果你吃了生何首乌，拉肚子就在所难免了。因此，我们服用的何首乌一定要是炮制过后的熟品。

此外，因为何首乌这味药必须要服用比较长的时间才能起效，如果用何首乌养生，最起码是 3 个月。如果是用何首乌做药膳，比如熬鸡汤，则很难坚持。何首乌丸现在没有成药，在药店买不到，需要专门配制。但何首乌丸的制法也比较麻烦，因此最好是直接用制何首乌研末，炼蜜为丸，这个到同仁堂可以做。当然，如果是买首乌粉或首乌片服用，也能起到一定的作用。

▶居家使用注意事项

何首乌有润肠通便的作用，大便不好的人应当慎用，尤其是生何首乌。何首乌养肝血，滋肾阴，直入下焦，如果有外感疾病，容易引邪入里，感冒会变得更加严重，所以感冒发烧时要暂停使用。服用何首乌时，不能吃血制品，如猪血、鸭血等，也不能吃没有鳞的鱼，如鳝鱼、泥鳅等，以免产生毒性。还要忌吃萝卜、葱、蒜。此外，何首乌里含有鞣质类物质，遇铁会发生化学反应。所以捣药、削皮都不能用铁器，最好用竹子或木头。

冬虫夏草——阴阳双补益精气

提到冬虫夏草这个名字，很多人都会有疑惑，冬虫夏草究竟是虫还是草呢？顾名思义，冬虫夏草当然冬天是虫，而夏天就变成草了。为什么这么神奇呢？

每年盛夏时节，在海拔 3800 米以上的雪山草甸上，冰雪消融，树枝吐绿，百花斗艳，在高原一代活动的虫草蝙蝠蛾便将千千万万个虫卵留在花叶上，一段时间后蛾卵变成小虫，钻进潮湿疏松的土壤里，吸收植物根茎的营养，把身体养得洁白肥胖。这时，球形的真菌孢子遇到虫草蝙蝠蛾幼虫，便钻进虫体内部，吸取营养，萌发菌丝。

受真菌感染的幼虫，蠕动到距地表 2～3 厘米的地方时，便会头朝上尾朝下死去，人们把这种虫子叫做"冬虫"。虽然幼虫已死，但幼虫体内的真菌却日渐生长，直至充满整个虫体。来年春末夏初，虫子的头部便会长出一根紫红色的小草，高约2～5厘米，顶端有菠萝状的囊壳，这就是"夏草"。

其实，冬虫夏草是一种昆虫与真菌的结合体。"虫"是虫草蝙蝠蛾的幼虫，"草"是虫草真菌。冬虫夏草药性温和，平补阴阳，与人参、何首乌、灵芝并称为四大仙草，有很好的保健功效。

▶冬虫夏草的补肾作用

冬虫夏草作为药物使用，首先是藏族医生发现的，在藏医书里，这个药物的主要作用就是治疗咳嗽，止咳化痰。在清代这个药传入中原地区，清代吴仪洛在他的《本草从新》中首次记载使用，书中说冬虫夏草甘平保肺，益肾，补精髓，止血化痰，医劳咳、治膈症皆良。中医认为，虫草入肺肾二经，既能补肺阴，又能补肾阳，是唯一一种能同时平衡、调节阴阳的中药。

腰为肾之府，很多老年人经常有腰痛的情况，这种腰痛的特点是痛而酸软，喜按喜揉，足膝无力，遇劳更甚，卧则减轻，常反复发作。中医认为这种腰痛是肾虚所致。治疗肾虚腰痛，冬虫夏草可以说有很好的疗效。不过，冬虫夏草只能治疗肾虚腰痛，对于其他类型的腰痛则没有什么疗效。具体怎么用呢？将冬虫夏草30条放入500克白酒内封好，泡30天以上，每天早晨，空腹喝一杯，吃一条冬虫夏草。这个方法对治疗男性阳痿、遗精、早泄效果很好。

　　冬虫夏草能够阴阳双补，而且有很好的补肺作用，肺主卫气，补了肺，就相当于加固了卫气。所以对于皮肤阳气（卫气）不足造成的自汗和阴虚所致的盗汗都有独特的疗效。具体怎么用呢？一般是用虫草 1～2 条，研末，如果是自汗，早晨空腹用淡盐水送服；如果是盗汗，则睡前用淡盐水送服。

▶使用方法有窍门

　　冬虫夏草既可用来泡酒、泡茶，也可以煎水、炖汤，做成药膳服食。例如有腰痛虚弱、梦遗滑精、阳痿早泄等症的人，可单用冬虫夏草每次 2 克，研末，空腹送服，每日早、晚各一次；也可用冬虫夏草 5 克，配川续断、杜仲等，煎汤饮服。据《云南中草药》介绍，当地百姓治疗遗精，常用"冬虫夏草 25～50 克，炖肉或炖鸡服"。或用冬虫夏草配合枸杞子、山药、芡实、莲子等一同煎服，效果更佳。

　　当然，服用冬虫夏草补虚，要因人因病而异，如果是病后体虚，或平素体虚特别容易感冒的人，可以用冬虫夏草与鸡、鸭、牛、猪、羊肉等炖服。如用冬虫夏草 5 条，老公鸭 1 只，去除肚杂，加少许黄酒，煮烂食用，可增强体质。或每天用虫草 4 条，煎汤后空腹服用。

▶居家使用注意事项

冬虫夏草价格昂贵，假冒伪劣很多，购买时不可贪图便宜，不要在路边小摊购买，一定要到正规药店或医院购买。冬虫夏草虽然性质温和，平补阴阳，但还是温性药物，以补肾阳为主，凡外感发热、湿热内盛、阴虚内热者不宜服用。冬虫夏草虽然性质温和，但这个药的力量还是比较大的，因此不能过量服用，一般研末或泡酒掌握在一天 2 条之内，做药膳也不要超过 5 条。

第八章

济世有良方——鼎鼎大名的补肾中成药

1. 补肾阳的中成药

金匮肾气丸——补肾阳的经典中成药

金匮肾气丸又叫八味肾气丸，此方来源于汉代张仲景所著的《金匮要略》一书。说到这个方子的治病效果，我先给大家讲一个与明代御医薛立斋有关的医案。

这个医案说的是宫里的骊贵人患了病，老是感觉口渴，一天之内，要喝很多水，薛立斋献上了金匮肾气丸这个方子，旁边的那些太医们一看，哈哈大笑，说："薛老弟，这个方子如果能够止渴，那我们从此以后就不再干医生这行了！"那这帮太医们是用什么给骊贵人治疗的呢？他们用的是木瓜、乌梅、人参、茯苓等生津的药物，结果很糟糕，那个骊贵人越喝这些药越渴，一点都没有见效，不得已只好改服薛立斋开的金匮肾气丸，结果只服用了三天，渴就止住了，因此骊贵人特别相信薛立斋，按照这个方子又服用了很久，后来不但不再犯病，身体还越来越好，饮食也增加了，强健得比年轻时候还好。

据医案中所述，金匮肾气丸可算是治病强身的灵丹妙药。金匮肾气丸是千古名方，从汉代起盛传至今已有一千多年的历史了，可见其治病的效果是非同一般的。那么，这个金匮肾气丸到底有何神效呢？这当然是与其补肾的功用密不可分的。

▶金匮肾气丸的补肾作用

金匮肾气丸为补肾阳代表方，这个方子由桂枝、附子、地黄、山茱萸、山药、茯苓、泽泻、丹皮这八味中药组成，因此又称八味丸。方中以地黄滋阴补肾为主，用桂枝、附子温阳补肾，实际上为阴阳两补之方。该方是以滋阴为主，基于阴阳可以互相滋生的认识，通过滋阴补肾，而达到阳气振奋、肾气充实的目的，阴中求和，与单纯的壮阳补肾药不同，所以方名肾气丸，而不称之为肾阳丸。

中医认为，肾为水火之脏，含肾阴肾阳，阴阳互根。所以，凡肾虚之证，必有阴阳两虚的病理变化，但其临床表现有偏阳虚或阴虚的不同。金匮肾气丸是为肾阴阳两虚、肾阳虚偏重者而设。肾阳虚者得之，可收阴中求阳之效，肾阴阳两虚者得之，则有阴阳并补之功。

从东汉末年至今，肾气丸对补肾方剂的发展产生了深远的影响。后世许多补肾名方都由此而来，如宋代钱乙的六味地黄丸，严用和的加味肾气丸、十补丸，明代张景岳的右归丸、右归饮等。肾气丸治疗的主要病位在肾，其基本病理变化是肾气不足，水液代谢失常。其基本效用是改善水液代谢，调畅小便。本方适用于肾阳不足之腰膝酸软、四肢逆冷、少腹拘急冷痛、小便不利或夜尿清长、阳痿早泄，以及痰饮、喘咳、水肿、消渴等症。现代常用于慢性肾炎、糖尿病、腰肌劳损及神经衰弱等具有肾虚表现者。

有人可能会奇怪，糖尿病怎么也能用到这个药，实际上我在前面所述的医案中，讲到了金匮肾气丸对这个病的作用。医案中骊贵人所患的实际上就是糖尿病。糖尿病在中医称之为"消渴病"。虽然说消渴病的基本病机为内热伤阴，但内热伤阴耗气，日久多见气阴两虚，进一步发展，阴损及阳，又可表现为阴阳俱虚。中医认为：五脏之虚，穷必及肾，所以消渴病晚期患者常常可表现为肾阴阳俱虚，而出现神疲乏力、头晕耳鸣、畏寒肢冷、肢体麻木疼痛、腰脊酸软、冷痛、夜尿频多，尿有余沥不尽，或见浮肿、男子阳痿、女子性欲淡漠、舌体胖大、脉象沉细无力等一系列表现，而金匮肾气丸能滋阴补肾，温阳益气，所以，适合于糖尿病及相关病症的肾虚患者，尤其是糖尿病晚期并发症阶段临床表现为肾阴阳俱虚的患者。

▶使用方法有窍门

中成药的使用方法一般都没有什么窍门，只需按照使用说明服用即可。如果硬要讲究的话，那就是在服药的时间上应有所注意。服用应在吃饭前后，相隔 1 小时左右。

金匮肾气丸这类丸剂一般药量比较小，同时中药的起效相对来说也比较慢，需要长时间不间断地坚持用药才能有效果，所以金匮肾气丸的疗程相对来说会比较长。当然服药疗程的长短主要还是与所治疾病有关。比如，金匮肾气丸如果是用来治疗慢性腰腿痛，一般 2 周为一个疗程，治疗 2～4 个疗程即可治愈。用来治疗前列腺增生，一般

10 天为一个疗程，用药 1～3 个疗程即可使病情得到缓解或治愈。用来治疗老年性尿失禁，则以 7 天为一个疗程，一般用药 1 个疗程即可使病情得到明显好转，3～5 个疗程后治愈。此外，有医学研究人员发现：长期服用金匮肾气丸，不仅可提高老年人的自身免疫能力，还可改善因衰老引起的视力减退症状。所以，对于有需要的老年人来说，一般建议以半年为一个疗程。

值得注意的是，长期服用金匮肾气丸是针对身体虚弱的人而言的，没有症状的人群最好不要长期服用。

▶居家使用注意事项

金匮肾气丸主要是用于治疗肾阳虚的，因此我们在治疗中应注意明辨是肾阴虚还是肾阴阳俱虚。对待糖尿病及其并发症者，若以阴虚为主，尤其是阴虚同时兼有内热者，金匮肾气丸则是不合适的。否则可能引起口渴多饮烦热、咽干、失眠、性欲亢进、遗精早泄、便干加重，或表现为头痛、牙痛、口腔溃疡等所谓"上火"的症状。

济生肾气丸——温肾利水口碑好

济生肾气丸来源于严用和撰写的《济生方》一书。它是由金匮肾气丸加车前子、牛膝这两味药而成的，故又名加味肾气丸。牛膝具有活血通经、补肝肾、强筋骨、利尿通淋、引血（火）下行之功效，而车前子有利尿通淋、渗湿止泻、清肝明目、清肺化痰的作用。《医林纂要》记载：
"车前子，功用似泽泻，但彼专去肾之邪水，此则兼去脾
之积湿；彼用根，专下部，此用子，兼润心肾。又甘能
补，故古人谓其强阴益精。"济生肾气丸因为加了这两味
药，所以在温补肾阳的同时，又增加了化气行水的功效。

▶**济生肾气丸的补肾作用**

肾阳虚是由肾中阳气不足所致。肾中阳气，又称"少
火"。而补充少火，宜用微补、缓补，不宜一味猛补，否
则易产生"壮火食气"的现象。济生肾气丸用附子、桂
枝，各取少量，取"少火生气"之意，意在微微补火以鼓
舞亏虚的肾中阳气，补命门之火，引火归原；再以地黄、
山茱萸（制）、丹皮、山药、茯苓、泽泻六味药滋补肾阴，
促生阴液；如此配伍组方是本着阴阳互根的原理，阴阳并
补，使得"阳得阴助，而生化无穷"，补阳效果更稳固、
更持久。为进一步治疗肾阳虚水肿，本药还配伍了牛膝、
车前子以清热利尿、渗湿通淋、引血下行，治疗水肿胀
满、小便不利、腰膝酸软等肾阳虚水肿症状。十种药物精
当配伍，使其具有温补下元、壮阳益肾、化气利水、消肿
止渴、引火归原的功效。

本方是为肾阳不足、水湿内停之证而设，故可温肾助
阳，化气行水。适用于肾阳不足、水湿内停所致的水肿、
小便不利、消渴、哮喘、眩晕、痰饮等症，以及腰膝酸
痛、脚软，或全身浮肿（腰腹以下为甚）、动则气喘、肢

冷畏寒、下半身欠温、少腹拘急、小便不利或小便反多、大便溏稀等症。现代多用于慢性肾炎、肾功能不全、心源性水肿、内分泌失调、糖尿病、前列腺增生等病症。

▶使用方法有窍门

济生肾气丸和金匮肾气丸，在使用方法上大致是相同的，所不同的只是两种药在使用剂量上有所差异。服用的济生肾气丸如果是水丸，每 40 粒约 3 克，一次服 6 克，一日服 2～3 次；如果是蜜丸，则是每丸 9 克，一次服 1 丸，一日服 2 次。

▶居家使用注意事项

济生肾气丸重在温肾利水，脾阳虚所致水肿或肾阳虚衰而无水湿者不宜使用。方中牛膝滑利下行，故肾虚遗精者亦不宜使用。

右归丸——温肾补阳，引阳归原

说到右归丸，我首先要提醒大家，千万别把它与归脾丸弄混淆了。记得有一次，一个朋友患的是肾阳不足所致的腰膝酸软之症，我让他去买点右归丸来吃，谁曾想他把名字给记错了，去到药店买回来一盒归脾丸，服用过后自是没有任何起色。归脾丸是由党参、黄芪、白术、茯神、酸枣仁、龙眼肉、木香、炙甘草、当归、远志、生姜、大枣组成，重在补血，作用于心脾。对于肾阳虚所致的诸般症状当然是无效的了。

那么，右归丸到底是由哪些药物组成的？又具有什么样的功效呢？

▶**右归丸的补肾作用**

右归丸出自《景岳全书》，是由熟地黄、山药、山茱萸、枸杞子、菟丝子、鹿角胶、杜仲、肉桂、当归、制附子十味药组成。方中附子、肉桂、鹿角胶培补肾中之元阳，温里祛寒，为君药。熟地黄、山萸肉、枸杞子、山药滋阴补肾，养肝补脾，填精补髓，取"阴中求阳"之义，为臣药。佐以菟丝子、杜仲补肝肾，健腰膝；当归养血和血与补肾之品相配合，以补养精血。诸药合用，肝、脾、肾阴阳兼顾，仍以温肾阳为主，妙在阴中求阳，使阳得以归原，故名"右归丸"。

本方具有温补肾阳、填精益髓的功效，适用于肾阳不足、命门火衰，或先天禀赋不足，或年老久病、气衰神疲、畏寒肢冷、腰膝酸软、阳痿遗精、食少便溏、尿频而清等症。现代多用于性功能减退、慢性肾炎等见有上述症状者。

▶**使用方法有窍门**

右归丸重在补阳，主要作用于肾，使用时最好先去咨询医生。服用的剂量，如果是小蜜丸剂，每次服4.5克，每日2～3次。

▶居家使用注意事项

服用右归丸期间应忌食生冷，避风寒。另外，肾虚有湿浊者不宜使用。

青娥丸——乌鬓发、益颜色的补肾名药

青娥丸为唐代创立的补肾强身良方，说到它的由来，与唐代相国郑姻还颇有渊源。

据说郑相国50多岁的时候，被派往岭南出任节度使。因为自身身体素质不佳加上天气状况不好，郑相国上任没几天就病倒了。下人变着法子为其进补，但是收效不大。郑相国的病被一个姓李的船主知道了，他献上一方，并嘱其服用。郑姻开始并不相信，经李船主再三相劝，才试着服下。七八天后，郑姻的病情开始好转，于是他坚持服药，最终痊愈。郑姻觉得此药疗效神奇，于是将其给其他人用。人们在服用此药的过程中发现，此药有诸多的疗效，诸如可以治疗腰痛、下肢肿胀萎软等症。此外，常服还能"壮筋骨、活血脉、乌鬓须、益颜色"，可延年益气、悦心明目。后人有诗赞曰："三年持节向南隅，人信方知药力殊，夺得春光来在手，青娥休笑白髭须。""青娥丸"之名大概就缘于此。青娥者，古代指美貌少女，也指耳前鬓发。这个药方取名青娥，也表明该方确有"乌鬓发、益颜色"之功效。

▶青娥丸的补肾作用

青娥丸是以温肾助阳为基本功能的补肾强腰名方，方剂用杜仲、补骨脂、核桃仁，再配以大蒜研磨混合而成。

方中胡桃仁味甘性温，温肾助阳，滋血润燥，益肺定喘。《开宝本草》称："食之令人肥健，润肌，黑须发。"《食疗本草》说："食之令人能食，通润血脉，骨肉细腻。"近代名医张锡纯在《医学衷中参西录》中指出："胡桃，为滋补肝肾，强健筋骨之要药，故善治腰疼腿疼，一切筋骨疼痛。因其能补肾，故能固牙齿，乌须发，治虚劳喘嗽、气不归元、下焦虚寒、小便频数、女子崩带诸症。其性又能消坚开瘀，治心腹疼、砂淋、石淋阻塞作疼。"补骨脂温肾助阳，有抗衰防老的作用。《方外奇方》云："破故纸属火，收敛神明，能使心包之火与命门之火相通，故元阳坚固，骨髓充实，涩以治脱也；胡桃属木，润燥养血，血属阴，恶燥，故油以润之，佐破故纸有木火相生之妙。"大蒜温中行滞，解毒杀虫，对延缓衰老是有一定作用的。杜仲功能温补肝肾，强筋壮肌，方中用之以加强胡桃仁、补骨脂之功。由此可见，青娥丸的补肾功效是多么强大。因此，它也常被医家用于肾虚腰痛、起坐不利、膝软乏力、阳痿遗精、少腹冷痛、小便频数等症的治疗。

▶使用方法有窍门

青娥丸适宜于中老年人肾阳虚衰，特别是伴有性功能减退、腰膝疼痛者服用，对青壮年阳虚腰痛及性功能减退

者亦有治疗作用。服用剂量，水蜜丸一次 6～9 克，大蜜
丸一次 1 丸，一日 2～3 次。

▶居家使用注意事项

青娥丸为温肾助阳之品，所以阴虚内热或阳热素盛者
应忌服。

2. 补肾阴的中成药

六味地黄丸——滋阴补肾的明星级中成药

六味地黄丸是由熟地黄、山茱萸（制）、丹皮、山药、
茯苓、泽泻这六味中药制成的药丸。说到这个药，就让我
想起了曾经看到过的一则与它有关的趣事。

相传清道光年间，湖北有一个叫李士彬的人去给他的
老师拜年。李士彬进屋的时候，老师看见他穿着蓝色绸缎
衣服，便想到了一个上联："三尺天蓝缎。"老师说完上联
之后，让他对下联。李士彬想起从家里出来时，路上有一
家药铺的招牌上写有几种方药正好用上，便随口答道：
"六味地黄丸。""六味"对"三尺"、"地黄"对"天蓝"、
"缎"对"丸"，李士彬对得贴切工整，老师连连点头
称赞。

这个故事固然说明李士彬和老师才思敏捷、出口成
章，但也从另外一个侧面说明了六味地黄丸在清朝应用之

广泛。故事真假不去管它，六味地黄丸在历史上的知名度可见一斑。那么，这一味药为什么就这么受欢迎呢？这还得从它的补肾作用说起。

▶六味地黄丸的补肾作用

六味地黄丸源于宋代医学家钱乙的《小儿药证直诀》，它原是用来治疗小儿发育不良的，表现为立迟、行迟、发迟、齿迟、语迟的"五迟"证。现在其适应范围已不再局限于小儿"五迟"，而可广泛应用于各种病症。它因滋补强身方面的显著疗效而成为补肾阴的著名方剂。

中医学认为肾藏先天之精，为脏腑阴阳之本，生命之源，故称为"先天之本"。一身之本，是一身阴液的总源。阴液亏损会引发各种病症，如头晕耳鸣、腰膝酸软、骨蒸潮热、盗汗遗精、消渴（糖尿病）等。六味地黄丸重用熟地黄为君药，滋阴补肾，填精益髓；山茱萸补养肝肾，并能涩精，取肝肾同源之意，山药补益脾阴，亦能固肾，共为臣药。三药配合，肾肝脾三阴并补，是为三补，但熟地黄用量是山茱萸和山药之和，故仍以补肾为主。泽泻利湿而泄肾浊，并能减熟地黄之滋腻，茯苓淡渗脾湿，并助山药之健运，与泽泻共泄肾浊，助真阴得复其位，丹皮清泄虚热，并制山茱萸之温涩。三药称为三泻，均为佐药。六味合用，三补三泻，其中补药用量重于泻药，是以补为主，肝脾肾三阴并补，以补肾阴为主，构成通补开合之剂，共奏滋肾益精之功。这味药主要用于肾阴虚引起的腰膝酸软、头晕耳鸣、手脚心发热、遗精盗汗等症状，经过历代医家的验证，临床疗效显著，从而留传至今，被誉为"补阴方药之祖"。

▶使用方法有窍门

六味地黄丸主要用于治疗那些肾阴虚而阳盛的人，阳亢乃至强阳不倒，坚持服用六味地黄丸则能收到理想效果。

现在许多人喜欢自行服用六味地黄丸补肾，特别是一些中老年男性，更是把它当作补肾的保健品长年服用。此外，有许多女性听说六味地黄丸有美容保健的功效，也会经常服用以延缓衰老。六味地黄丸是味好药，但也不是什么人都能用的。例如明显是阳虚（包括肾阳虚、脾阳虚）的人就不宜服用，肾阳虚的典型症状是腰膝酸软、不耐疲劳、经常觉得乏力、四肢发凉、喜热怕冷等。此外，老年人不能一感到腰酸背痛就吃六味地黄丸，因为腰疼不一定都是肾阴虚引起的，肾阳虚、瘀血、湿热等原因都可以引起腰痛。所以，老年人不要轻易自医自治，服用之前最好经过医生检查，弄清楚疾病的性质，医生将根据患者的年龄、体质和病情决定用药。

▶居家使用注意事项

六味地黄丸是偏于补阴的药，配方中阴柔的药多一些，服用后会妨碍消化功能。因此脾胃功能弱、消化不良者要慎服。服用两周后如果效果不明显，可能是选药不对症，可以找一位中医大夫对身体的症状进行诊断，对症选药。服药之前应该先去咨询医生：有没有肾虚，是肾阴虚还是肾阳虚，该不该服用六味地黄丸，服多长时间。尽量避免由于盲目用药而造成身体不适。

杞菊地黄丸——滋阴养肝又明目

说到杞菊地黄丸，就让我想起了 2006 年的世界杯。那一阵子，当世人期盼的世界杯热火朝天地进行时，许多人也就开始了既兴奋又疲劳的熬夜生活。他们白天上班，晚上经常通宵达旦地连续观战，眼睛长时间紧盯荧屏，很容易出现两目干涩、视物不清、头晕目眩等症状，继而容易产生精神疲乏、心悸烦躁、失眠易怒等熬夜"后遗症"。

我有一朋友的儿子，是个体育爱好者，恨不得每场赛事都能到现场去观看，这显然是不可能的。所以，那段时间只要一有时间，他就呆在电视机前看，连续几日下来眼睛感觉非常不舒服。于是打来电话问我有没有什么好的办法，我告诉他既然精彩赛事难以割舍，那就吃一些杞菊地黄丸来滋补身体，尽量把熬夜对视力和身体的损害降到最低。他按照我说的去做了后，说是效果还不错。

杞菊地黄丸为什么对保护眼睛有效果呢？这当然是与其滋补肝肾的功效分不开的。

▶杞菊地黄丸的补肾作用

中医认为，肝开窍于目，肝血上注于目则能视，即眼睛的功能与肝密切相关；在五行理论中，肝属木，肾属水，水能生木，肾与肝是一对母子关系，即肝为肾之子，肾为肝之母，母脏病变会影响到子脏；又肝主藏血，肾主藏精，精、血互生，肝与肾密切相关。因此，治疗眼部疾病，往往从肝肾入手。

《黄帝内经》中说"五脏六腑之精气皆上注于目"，"肾者主水，受五脏六腑之精气而藏之"。虽然肝开窍于目，但是眼睛是受五脏六腑的精气滋养的，而五脏六腑的精气首先要藏于肾，由此可见，滋养眼睛的精气是来源于肾的。

杞菊地黄丸是由六味地黄丸加枸杞子、菊花而成。枸杞子甘平质润，入肺、肝、肾经，补肾益精，养肝明目；菊花味辛、苦、甘，性微寒，善清利头目，宣散肝经之热，平肝明目。八种药配伍组合共同发挥滋阴、养肝、明目的作用，对肝肾阴虚同时伴有明显的头晕、视物昏花等头、眼部疾患，尤为有效。临床上对于因肝肾阴虚引起的视神经炎、球后视神经炎、视神经萎缩、中心视网膜炎、干眼症、慢性青光眼、老年性白内障、早期老年性黄斑变性等眼部疾患均有明显的治疗和改善症状作用。

▶使用方法有窍门

杞菊地黄丸是滋阴明目的中药，属于进补类的。中医要求滋补类的药在饭前服用，即空腹服用，这样可以最大限度地保证药效的吸收。杞菊地黄丸的服用剂量，如果是大蜜丸则一次 1 丸，如果是水蜜丸则一次 6 克，一日 2 次。

▶居家使用注意事项

杞菊地黄丸具有养肝益肾、滋阴明目的作用，是熬夜一族必备的缓解视疲劳的经典药品。但是杞菊地黄丸只适合于一般人群，如果因过度熬夜出现感冒、明显的头疼欲裂、喉咙剧痛、胃炎、牙疼、便秘等实火症状，则应停止服用该药，迅速到医院就诊。

知柏地黄丸——滋阴清热效果好

知柏地黄丸源于张景岳的《景岳全书》，是由治疗肾阴虚的经典名方六味地黄丸加知母、黄柏而成。本药相对于六味地黄味丸来说，加强了滋肾阴清相火的作用。传统应用于阴虚火旺、潮热盗汗、口干咽痛、耳鸣遗精、小便短赤等症。

▶知柏地黄丸的补肾作用

知柏地黄丸由熟地黄、山茱萸（制）、山药、丹皮、茯苓、泽泻、知母、黄柏等所组成，也就是在六味地黄丸的基础上，加了知母和黄柏，知母善于清肺热降胃火，同时也有滋肾阴的作用，黄柏为清利下焦湿热的良药。知柏地黄丸在滋补肾阴的同时，兼有清泻虚火和清利湿热的功效，主治阴虚兼有火旺或兼有湿热所致的潮热盗汗、耳鸣遗精、小便短少、口干咽燥等症。此外，对于肾阴虚损、阴虚火旺引起的神经衰弱、甲状腺功能亢进、糖尿病、眩晕、高血压、男性不育、不射精、反复发作性血精、肾病综合征、尿路感染、前列腺炎、更年期综合征、氨基糖苷类药物引起的耳毒性症状、顽固性盗汗等病症，均有明显的治疗和改善作用。

▶使用方法有窍门

阴虚则火旺，因为阴虚是本，火旺是标，所以使用知柏地黄丸降火也只能暂用，等到虚热证消失后还是应改用六味地黄丸。服用知柏地黄丸宜空腹或饭前服用，温开水或淡盐水送服，服用的剂量是水蜜丸一次 6 克，小蜜丸一次 9 克，大蜜丸一次 1 丸；一日 2 次。

▶居家使用注意事项

知柏地黄丸是治肾阴虚的药，怕冷、手足凉、喜热饮的虚寒性病症患者是不适用的；还有就是不宜和感冒类药同时服用；如果正在服用其他药品，使用本品前应咨询医师或药师。另外，脾虚便溏、消化不良者不宜服用。

麦味地黄丸——滋肾养肺很拿手

麦味地黄丸又叫八仙长寿丸，首见于明代医家龚廷贤所撰《寿世保元》。《丹溪心法》一书中也载有"八仙长寿丸"方，药物及炮制方法与此方完全相同，仅山药剂量及加减方法略有出入。不论是《丹溪心法》方或《寿世保元》方，都是由钱乙的六味地黄丸演化而来的，因此，麦味地黄丸和六味地黄丸一样，同属滋补肾阴类方药。不过，两味方药因其组方稍有不同，在治疗功效方面也稍有差异。那么，麦味地黄丸到底都有哪些功效呢？

▶**麦味地黄丸的补肾作用**

古人根据《内经》中"阴精所奉其人寿、阳精所降其人夭"、"年四十而阴气自半也，起居衰矣"的论述，认为"垂暮之年，阴易亏而阳易强"。故欲延缓衰老，就应当首先从滋精养阴着手，麦味地黄丸就是在这种指导思想下拟定的。

麦味地黄丸由麦冬、五味子、熟地黄、山茱萸、丹皮、山药、茯苓、泽泻八味中药组成，方中用熟地黄、山茱萸滋精养血，以壮水之主，为方中之主药；山药补脾益肺，固肾涩精；五味子敛肺固肾，益智安神；麦冬养心润肺，益胃生津，以兼顾心、肺、脾、胃，而为方中之辅药；茯苓养心安神，健脾利湿；丹皮清热凉血，和血消瘀，祛邪以扶正；泽泻利水通淋。八种药物配伍组合，共凑滋肾养肺之功，主要用于治疗肺肾阴虚所致的潮热盗汗、咽干咯血、眩晕耳鸣等症，对于因咳久伤阴，或消耗性疾病（如肺结核）所致的咽干、口渴、咳喘、痰中带血等病症疗效更佳。

▶使用方法有窍门

麦味地黄丸是滋肾养肺的著名方药，对于肺肾阴亏、潮热盗汗、咽干咯血、眩晕耳鸣、腰膝酸软、消渴等症效果明显。服用时水蜜丸一次 6 克，小蜜丸一次 9 克，大蜜丸一次 1 丸，一日 2 次。

▶居家使用注意事项

服用麦味地黄丸期间应注意忌食不易消化的食物，服药 4 周症状仍无缓解，应去医院就诊。本品为滋补肾阴类药，所以阳虚内寒、痰湿内阻、脾胃虚弱者忌服。

左归丸——纯补无泻，阳中求阴

熟悉中医的人都知道，中医讲究阴阳相对、上下相对、左右相对。前面讲了个右归丸是补肾阳的，这里要讲的这个左归丸自然是补肾阴的。在讲这个药之前，我先给大家讲一个趣事。

古时候有个饭馆的老板，为了吸引顾客，便在门上挂了块牌子。上面写道："明天的酒饭不要钱！"牌子挂出后，第二天来了一位客人，他酒足饭饱后刚想离开，却被老板拦住说："你等等，我牌子上明明白白写着明天的酒饭不要钱，今天还得照付啊！"然而，这位客人身无分文。老板想了想说："这样吧，我出十一字'上、下、左、右、前、后、天、地、三、五、心'，你能用它连成句，就可以走了。"这位客人是位郎中，于是他词不离本行出口便道："上有天王补心丹，下有六味地黄丸，左归丸、右归丸，可治掌柜你的前罗锅、后弯背，三片鲜姜、五个红枣、空心服"。老板听后觉得没错，只得无奈地放走了郎中。

趣事中郎中说，左归丸、右归丸可治前罗锅、后弯背，当然不是事实，只是为了对仗的工整。但由此出可看出，左归丸这味药可是由来已久了。这味药到底都有些什么功效呢？

▶左归丸的补肾作用

左归丸是张景岳由六味地黄丸化裁而成。他认为"补阴不利水，利水不补阴，而补阴之法不宜渗"，故去"三泻"（泽泻、茯苓、丹皮），加入枸杞子、龟甲胶、川牛膝加强滋补肾阴之力；又加入鹿角胶、菟丝子温润之品补阳益阴，阳中求阴，即张景岳所谓"善补阴者，必于阳中求阴，则阴得阳升而泉源不竭"之义。本方纯补无泻、阳中求阴是其配伍特点。

中医认为，肾藏精，主骨生髓，肾阴亏损，精髓不充，封藏失职，人就会出现头晕目眩、腰酸腿软、遗精滑泄；阴虚则阳亢，迫津外泄，故自汗盗汗；阴虚则津不上承，故口燥舌干、舌红少苔；脉细为真阴不足之象。治疗宜壮水之主，培补真阴。左归丸这个方子重用熟地黄滋肾填精，大补真阴，为君药。山茱萸养肝滋肾，涩精敛汗；山药补脾益阴，滋肾固精；枸杞子补肾益精，养肝明目；龟、鹿二胶，为血肉有情之品，峻补精髓，龟甲胶偏于补阴，鹿角胶偏于补阳，在补阴之中配伍补阳药，取"阳中求阴"之义，均为臣药。菟丝子、川牛膝益肝肾，强腰膝，健筋骨，俱为佐药。诸药合用，共奏滋阴补肾、填精益髓之效。适用于头晕目眩、腰酸腿软、遗精盗汗、口燥舌干、骨蒸潮热、神疲失眠等属于精髓内亏、津液枯涸的病症。

▶使用方法有窍门

还是那句话，补肾要先分清是肾阴虚还是肾阳虚，左归丸是用来补肾阴的药，且补而无泻，补力较峻，适用于真阴不足、精髓亏损之证。服用前一定要先辨阴阳。服用的剂量，小蜜丸，一次 9 克，一日 2～3 次，饭前用温开水送服。

▶居家使用注意事项

左归丸的组成药物以阴柔滋润为主，如果久服常服的话就易滞脾碍胃，所以脾虚泄泻者应慎用。

大补阴丸——滋阴降火的常用名药

大补阴丸出自朱丹溪的《丹溪心法》，这个药方是将黄柏、知母、熟地黄、炙龟甲四味中药，研末，用猪脊髓蒸熟，炼蜜为丸而成。关于这个药方的组成和功效，还有这么一首歌诀："大补阴丸知柏黄，龟板脊髓蜜成方，咳嗽咯血骨蒸热，阴虚火旺制亢阳。"从歌诀及这个药方的名字就可得知它是补肾阴的良药。

有人也许要问，补肾阴的药前面介绍了很多种，为什么还要弄出这么一个方剂来呢？细心的朋友也许能看出，前面介绍的几味方药在大方向上虽然都是补肾阴的，但各方的侧重点还是有所不同的。下面我要给大家介绍的这味大补阴丸也是一样。

▶ **大补阴丸的补肾作用**

朱丹溪说："阴常不足，阳常有余，善卫生者，宜常养其阴，俾阴与阳齐，则水能制火，体强无病。今人纵欲者多，精血既亏，相火必旺，真阴愈竭，孤阳妄行。而劳瘵潮热，盗汗骨蒸，咳嗽咯血、吐血等证易作。所以世人火旺致此病者，十居八九；火衰成此疾者，百无二三。是方能骤补真阴，承制相火，较之六味，功效尤捷。"本品为大补肾阴良方，故称"大补阴丸"。

大补阴丸这个药方中的黄柏、知母、熟地黄、炙龟甲四味都是滋阴补肾之药，补水降火，用滋阴壮水之法，抑制亢阳火盛。加入猪脊髓，取其通肾命，以骨入骨，以髓补髓之效。本方有滋阴降火之功，常用于阴虚火旺引起的骨蒸潮热、遗精、盗汗、呕血、咯血、头晕、耳鸣耳聋、五心烦热、失眠多梦、口干咽燥、腰膝酸软等症。现代多用于神经衰弱、肺结核、甲状腺功能亢进、糖尿病等属阴虚火旺者。

▶使用方法有窍门

中成药大多没有什么特别的使用窍门，大补阴丸也不例外，服用时只需按剂量用淡盐汤或温开水送服即可。服用剂量为一次6克，一日2～3次。

▶居家使用注意事项

大补阴丸为滋阴降火的常用方，脾胃虚弱、食少便溏，以及火热属于实证者不宜使用。

3. 固肾气的中成药

金锁固精丸——收敛固精之妙品

金锁固精丸是有名的收涩之剂，该药名是根据其功效来命名的。"金锁"，是形容其坚固如金制之锁；"固精"，是指其有固敛肾气，秘涩阴精之效。本品能像金锁一样把守住精关，使肾气秘固，遗精滑泄自止。那么，金锁固精丸是否真具有如其名字所说的那样好的功效呢？这个药方又是由哪些药材组成的呢？

▶金锁固精丸的补肾作用

中医认为，肾是主藏精的，人之精藏于肾，肾气固则精自敛藏，肾气虚则精关不固而遗泄。金锁固精丸由龙骨、牡蛎、芡实、沙苑子、莲须、莲子这六味药组成，方中沙苑子甘温，补肾固精，《本草纲目》谓其"补肾，治腰痛泄精，虚损劳气"，《本经逢原》谓其"为泄精虚劳要药，最能固精"，故为君药。芡实、莲子甘涩而平，俱能益肾固精，且补脾气，莲子还能交通心肾，共为臣药。佐以龙骨甘涩平，牡蛎咸平微寒，俱能固涩止遗，莲须甘平，尤为收敛固精之妙品。诸药合用，既能补肾，又能固精，实为标本兼顾，以治标为主的良方。

本方专为治疗肾虚滑精之症而设，常用于肾虚精关不固之遗精滑泄、腰酸耳鸣、神疲乏力等症。

▶使用方法有窍门

金锁固精丸既可涩精液之外泄，又能补肾精之不足。但本方终究是以固涩为主的药方，所以若遗精滑泄已经止住，就应改用补肾之品，补虚固肾以治本。服用本品时可用淡盐水送服，服用剂量为一次9克，一日2次。

▶居家使用注意事项

服用金锁固精丸期间应忌烧酒、萝卜，并节制房室劳役等事。另外，金锁固精丸中的组方多为收敛之品，偏于固涩。如属心肝火旺或下焦湿热所扰以致遗精者，则禁用本方。

水陆二仙丹——补肾涩精有奇效

说到水陆二仙丹，许多人就有所疑惑：这到底是味什么药？有何功效？竟然能被称作"仙丹"？我要给大家介绍的"水陆二仙丹"当然不是神话传说中能包治百病、具有起死回生功效的仙丹。这个药方借用了一个"仙"字，只是因其功效较为神奇。那么，这个药方到底有何妙用呢？

▶水陆二仙丹的补肾作用

水陆二仙丹是一个非常简单的药方，它仅由芡实和金樱子这两味药组成。之所以命名水陆，是针对这两味药的生长环境而言的，芡实生长在水中，而金樱子则长于山上，一在水而一在陆。方中芡实甘涩，能固肾涩精；金樱子酸涩，能固精缩尿。两药配伍，能使肾气得补，精关自固，从而遗精、遗尿、带下皆除。虽然本方药仅二味，但配伍合法有制，用之于临床，其疗效一如仙方，故得"水陆二仙丹"之美名。

本品的功效就是补肾涩精，适用于男子遗精白浊，女子白带过多，以及小便频数清长、小儿遗尿等属肾气虚衰不摄者。

▶使用方法有窍门

水陆二仙丹有益肾滋阴、收敛固摄之功，所以适合肾气不固者服用。宜空腹以淡盐水送服。服用剂量为一次9克，一日3次。

▶居家使用注意事项

如果在药店买不到水陆二仙丹的中成药，也可以自己制作，因为这个药的配伍很简单：取芡实和金樱子等量，把芡实磨粉，加少量水蒸熟，金樱子熬汤，尽量浓一点，将金樱子汤浇在芡实膏上，和匀，做成丸就可以了。

缩泉丸——温肾缩尿显奇功

缩泉丸是温肾缩尿之剂。"缩"，有减缩收敛之意；"泉"，原指水泉，这里形容功用如同水泉的膀胱。服用本方，能使肾虚得补，精气益固，寒气温散，遗尿自止，好像泉水缩敛一般，故命名"缩泉丸"。那么，缩泉丸是由哪些药材配伍，使之发挥其"缩泉"的功效的呢？

▶缩泉丸的补肾作用

缩泉丸的组方也不复杂，仅由乌药、山药、益智仁这三味中药组成。方中乌药温肾散寒，可除膀胱冷气，增强固摄约束之力；益智仁温补肾阳，能够固暖下元，故有收敛精气作用；用山药糊丸以补肾固精。共奏温肾缩尿之功。适用于下元虚冷之小便频数及小儿遗尿等症。

▶使用方法有窍门

缩泉丸主治膀胱虚寒，神经性尿频、遗尿、尿崩症等属膀胱虚寒者，都可以用本方治疗。服用本方宜于饭前用淡盐汤或温开水送服。服用剂量为一次6～9克，一日2次。

▶居家使用注意事项

服用缩泉丸期间应忌辛辣、生冷、油腻性食物；儿童必须在成人监护下使用；另外，如果服药2周后症状仍无缓解，则应停止用药去医院就诊。

锁阳固精丸——温肾固阳效果好

锁阳固精丸与金锁固精丸虽然在方名上只有一字之差，在功效上也大致相同，但是其组方却截然不同。在前面我曾经讲过，锁阳是以其"锁住阳气，长盛不衰"的药用功效而得名的。锁阳固精丸是以锁阳和熟地黄为主要成分制成的中成药，其温肾固精的作用就可想而知了。

▶锁阳固精丸的补肾作用

中医认为，肾主藏精，肾好则精固；心主神明，心安则神定。劳神太过，心阴暗耗，心阳独亢，心火不能下交于肾，肾水不能上济于心，心肾不交，水亏火旺，扰动精室就会导致早泄。锁阳固精丸是由锁阳、肉苁蓉、巴戟天、补骨脂、菟丝子、杜仲、八角茴香、韭菜子、芡实、莲子、莲须、牡蛎、龙骨、鹿角霜、熟地黄、山茱萸、丹皮、山药、茯苓、泽泻、知母、黄柏、牛膝、大青盐共24味中药制成的丸剂。方中锁阳补肾壮阳，熟地黄养血滋阴，补精益髓，两药阴阳并补，共为君药。巴戟天、肉苁蓉、补骨脂、菟丝子、韭菜子、杜仲、鹿角霜、八角茴香助锁阳补肾助阳，固精止遗；山茱萸、牛膝助熟地黄养血滋肾；芡实、莲子、莲须、龙骨、牡蛎功专敛涩，益肾固精，共为臣药。山药、茯苓、泽泻健脾益气，利水渗湿；丹皮、知母、黄柏、大青盐滋阴清退虚热，共为佐药。诸药合用，以收温肾壮阳、滋阴填精、涩精止遗之效。

锁阳固精丸正是通过交通心肾、引火归原，达到调节心肾的目的。常用于肾虚精滑、腰膝酸软、眩晕耳鸣、四肢无力等症。

▶使用方法有窍门

肾有固摄纳藏各种生命物质的作用。这一功能低下，即称肾气虚，表现为对下部的固摄作用减退，从而出现小便次数增多、精液易外泄的情况。锁阳固精丸可以补足肾气，改善上述症状。服用剂量为：水蜜丸一次 6 克，大蜜丸一次 1 丸，一日 2 次。

▶居家使用注意事项

服用锁阳固精丸期间，最应注意的就是节制房事；其次是要忌食不易消化的食物。如果服药 4 周后症状仍无缓解，就应去医院就诊。另外，如正在使用其他药品，使用本品前应咨询医生。

五子衍宗丸——"古今种子第一方"

五子衍宗丸起源于唐代著名的补益中药方剂，因其配料中的五种中药材的名字均有一个"子"字，故名五子，"衍宗"即是繁衍宗嗣的意思。五子衍宗丸主要用于补肾阳，改善精液质量，治疗不育症，因此又被誉为"古今种子第一方"。

▶五子衍宗丸的补肾作用

五子衍宗丸由菟丝子、五味子、枸杞子、覆盆子、车前子诸药组成。方中"五子"皆为植物种仁，味厚质润，既能滋补阴血，又蕴含生生之气，性平偏温，善于益气温阳。方中菟丝子温肾壮阳力强；枸杞子填精补血见长；五味子五味皆备，而酸味最浓，补中寓涩，敛肺补肾；覆盆子甘酸微温，固精益肾；妙在车前子一味，泄而通之，泄有形之邪浊，涩中兼通，补而不滞。诸药合用，具有补肾益精、助阳止遗之效，常用于因先天不足，或久病伤身，房劳过度，肾气受损而致的肾虚腰痛、遗精早泄、阳痿不育等症。现代多用于性神经衰弱、慢性前列腺炎、精子缺少症等属肾虚者。

▶使用方法有窍门

五子衍宗丸有添精补肾、助于繁衍宗嗣的作用。本品宜在饭前或进食时用温开水或淡盐汤送服，如果是冬月也可用温酒送下。服用剂量为：水蜜丸一次 6 克，小蜜丸一次 9 克，大蜜丸一次 1 丸，一日 2 次。

▶居家使用注意事项

五子衍宗丸主要是用于补肾益精的，因此孕妇慎服。适宜人群应按照用法用量服用，小儿及年老者应在医师指导下服用。服用期间应忌食辛辣食物。如果服药两周后症状仍未改善，则应去医院就诊。

4. 填肾精的中成药

河车补丸——滋肾阴，补元气

一提到河车补丸这个方名，相信很多人就能猜到这个方剂的主要成分了。没错，方中最主要的一味药就是紫河车。紫河车是补肾益精的要药，其功效我在前面中的章节已做了具体的介绍，故在此不再赘述。当然，河车补丸也不仅仅是依此一味药而发挥功效的，它还要与其他多种药物相配伍，才能发挥其"补"的功效。那么，这种药到底具有怎样的功效，又配伍了哪些药材呢？

▶河车补丸的补肾作用

河车补丸由紫河车、熟地黄、生牡蛎、怀牛膝、天冬、麦冬、续断、黄柏、五味子、人参、陈皮、干姜诸药组成，具有滋肾阴、补元气的功效。用于肾阴不足、元气亏损引起的身体消瘦，精神倦怠，腰膝酸软，四肢无力，潮热骨蒸、自汗盗汗，遗精早泄，甚至阳痿等症。

▶使用方法有窍门

河车补丸为补益方剂，宜在饭前空腹用温开水送服，服用剂量为蜜丸剂，一丸9克，一次1丸，一日3次。

▶居家使用注意事项

服用河车补丸期间要注意禁酒、节制性欲，服药 2 周症状无明显改善，或服药期间症状加重者，应立即停药并去医院就诊。另外，凡脾胃虚弱、呕吐泄泻、腹胀便溏、咳嗽痰多者慎用。服用本品期间不宜同时服用藜芦、五灵脂、皂荚或其制剂；不宜喝茶和吃萝卜，以免影响药效。同时还应禁食辛辣温燥食物，饮食以清淡为宜。

七宝美髯丹——补肝肾，美须发

七宝美髯丹是一剂阴阳双补的方药，本方相传为唐代李翱的方子，此方的盛传与明朝的嘉靖皇帝还有一段渊源。

嘉靖皇帝继承皇位之后，一直闷闷不乐。不过这和他政务繁忙一点儿关系都没有，而是因为他不能生育。如果生不出皇子，那么皇位该由何人去继承？这可是关系到江山社稷的大事。于是嘉靖皇帝颁下圣旨，重金寻求得子良方。有一个道士听说了这件事情后，就将自己保存的秘方"七宝美髯丹"方献给了嘉靖皇帝。虽然嘉靖皇帝也不知道此药方有没有效果，但还是抱着试试看的想法服用了。没想到，服用之后效果显著。不但治愈了不育症，连生皇子，解除了无后之忧，而且治愈了未老先衰症。嘉靖皇帝龙颜大悦，让御医院将此方收藏。

▶七宝美髯丹的补肾作用

中医学认为，肾藏有先天之精，为脏腑阴阳之本，生命之源，故为"先天之本"。而肝肾之间关系极为密切，肝藏血，肾藏精，精能生血，血能化精，精血同源，故有"肝肾同源"之说。在病理上，肝肾两脏也相互影响，肾精亏损，可导致肝血不足；反之肝血不足，也可引起肾精亏损。肾藏精，其华在发；肝藏血，发为血之余。头发的生长与脱落，润泽和枯槁与肝肾功能关系甚密，若肝肾不足，则未老先衰，须发早白，齿牙动摇，梦遗滑精，腰膝酸软。

七宝美髯丹由何首乌、白茯苓、怀牛膝、当归、枸杞子、菟丝子、补骨脂七味药组成，何首乌补肝益肾、涩精固气；枸杞子、菟丝子均入肝肾，填精补肾，固精止遗；当归补血养肝；怀牛膝强健筋骨。以上诸药补肾精、益肝血，药性较平。补骨脂可温补肾阳，依"阴中求阳"之义，可使阴平阳秘；白茯苓淡渗以泄浊，乃"补中有泻"。诸药配伍，共奏补肝益肾、涩精固本之功，故可广泛应用于抗衰老、美容美发，以及治疗男性不育等属"肝肾不足"的疾患。

▶使用方法有窍门

七宝美髯丹有滋补肝肾、填精养血之功。肝肾亏虚者服用不仅能补肝益肾、涩精固本，还可起到美发抗衰老的作用。本品宜在饭前用温开水或盐汤送服，服用的剂量为一次9克，一日2次。

▶居家使用注意事项

虽然七宝美髯丹不寒不燥，一般人多可服用，但属脾肾阳虚者则应当慎用。服食期间还要忌食萝卜、藕、醋。

参茸丸——气血双补美名扬

参茸丸属于经典的传统古方，从雍正元年开始，它就是御药房的滋补上品。众所周知，在过去但凡被皇家独占享用的一般都极其珍贵，并具有很好补益作用的精品。那么，这个参茸丸到底都具有哪些补益功效，以致于被皇家如此看重呢？

▶参茸丸的补肾作用

说到参茸丸，顾名思义，它是少不了人参和鹿茸这两味补益之品的。除此之外，还有熟地黄、巴戟天、陈皮、菟丝子、白术、山药、黄芪、茯苓、牛膝、肉苁蓉、肉桂、当归、枸杞子、小茴香、白芍、甘草相配伍。方中人参大补元气，鹿茸补血补阳，熟地黄滋阴补肾，为方中主药；巴戟天、肉苁蓉、牛膝补肾；枸杞子滋补肝肾，小茴香温肾助阳。另外，方中含有十全大补丸的方子，去掉一味香燥而行血、不利于补血的川芎，是治疗气血俱虚而偏寒的良方。还有陈皮理气健脾，山药补脾阴，是通过促进脾胃的吸收、脾的运化，来加强造血的力量。总之，参茸丸为气血双补的方剂，用于肾虚肾寒、腰腿酸痛、形体瘦弱、气血两亏等病症。

▶使用方法有窍门

参茸丸为补气养血、壮阳填精的大补方剂，不可过量服用，一般一次服用 1～3 克，一日 2 次，于饭前用温开水送服。服用期间应忌食萝卜以及辛辣、生冷、油腻食物。

▶居家使用注意事项

参茸丸大补，阳事易举及火盛者忌服，儿童、孕妇禁用；糖尿病患者、外感发热者禁服；高血压、心脏病、肝病、肾病等慢性病患者应在医师指导下服用。如果服药 2 周症状仍无缓解，应去医院就诊。

第九章

生活中的养肾细节——
小方法，大健康

1. 运动一下

踢毽子——儿时的游戏帮我们回归健康

提到儿时的游戏，我们可能一口气能说出很多，比如打口袋、跳绳、躲猫猫……在这些游戏当中，有一种游戏男孩子和女孩子都比较喜欢，就是从古流传至今的踢毽子。

踢毽子是一项简便易行的健身活动，起源于汉代，盛行于唐宋，至今已有两千多年的历史了。据《事物纪原》记载："今时小儿以铅锡为钱，装以鸡羽，呼为子，三五成群走踢，有里外廉、拖枪、耸膝、突肚、佛顶珠、剪刀、拐子各色……"

从中我们可以看出，踢毽子不仅受到人们的欢迎，而且踢法也比较多。踢毽子不仅能愉悦人们的生活，还能起到强身健体的功效。这是因为踢毽子能促进血液循环和新陈代谢，达到充盈肾气、改善肾脏功能的作用。踢毽子除了能提升肾脏功能外，还有助改善静脉曲张、血栓形成、静脉炎、脉管闭塞、痔疮等症。

有一位老人就是用踢毽子的方法治好了关节炎和骨质增生。在没有参加踢毽子运动之前，老人走路时间长了都会痛得直冒汗，虽然药物服用了不少，可是效果却不怎么明显。后来听从儿女的建议，和其他老人一起到公园去踢毽子。刚开始踢一两个，后来逐渐加大了运动量。随着运动量逐渐增加，关节炎和骨质增生也得到了明显的改善。现在不要说走路了，就是爬山对老人来说也不是什么困难的事情了。

现在的上班族，经常是一坐一天，经常坐着的话，腿部、腰部及上身的血液就会循环不顺畅，导致腰痛、静脉曲张、血栓、静脉炎、痔疮、颈椎病、后背疼痛等症的发生。踢毽子能有效改善上述症状。

此外，踢毽子对青少年、老年人也有很大的好处。青少年经常踢毽子，可增强体质，预防疾病，达到强身健体的目的。老年人适当踢踢毽子，对预防心脑血管病和糖尿病有一定的作用。

踢毽子要注意一些事项，以防出现心慌气短的现象。那么踢毽子要注意哪些问题呢？饭后或饭前不宜踢毽子，这样容易造成胃肠不良反应。最好找一个阴凉的地方，场地不宜过硬也不宜过软，时间不宜超过 15 分钟，感觉冒汗了就可以停止。

开始时动作幅度应由小到大，速度由慢到快，这样肌肉才会柔而不软、韧而不僵，不至于拉伤腿或腰部肌肉。尤其是老年人在踢毽子时，一定要快慢适度，否则会崴伤脚，扭伤腰。踢毽子过程中还要注意考虑到自身的能力，不要做力所不及的高难度动作，避免动作幅度过大，超过自身的极限会对身体关节和肌肉造成伤害。踢毽子运动量也不要过大，运动量过大会造成过度疲劳，人在疲劳的状态下会发生动作变形，最易受到运动损伤。

慢跑——提高性生活质量有奇功

在北京，有一项运动非常受欢迎，即慢跑。如果天气条件适宜，人们就会自发聚集在一起，开始慢跑。慢跑的参加者有年轻人，也有老年人。长长的慢跑队伍给这个城市增添了很多魅力。

为什么那么多人对慢跑情有独钟呢？这是因为慢跑有助于减肥，增强心肺功能，锻炼腿部肌肉，最重要的是慢跑还能使性激素分泌增加、增强性欲，起到补肾生阳的作用。

肾阳是我们身体当中的太阳，若是肾阳虚衰，性生活会受到影响，患者因此会患上阳痿、早泄、神疲乏力等症。不仅如此，肾阳虚还会影响到我们的身体健康。肾脏中的阳气不足，正气不能抵抗邪气，感冒发烧，甚至癌症等就会找上门来。补足肾阳对我们的健康有着重要的意义。

不管是出于提高性生活质量的需求，还是出于增强身体抵抗力的目的，都非常有必要参加一下慢跑运动。在慢跑之前，首先应该做好准备活动。可在跑步前用两三分钟时间活动一下肢体和踝、膝关节，使全身肌肉放松，使心跳和呼吸适应一下室外环境和运动需要，然后再起跑。慢跑时，动作要自然放松，呼吸应深长而有节奏，不要憋气。跑的速度应适中，不要快跑或冲刺。还应注意，跑步的时候不要说话，这样容易疲劳不说，也不利于心肺的健康。

跑步的时候还应学会放松自己，进行全方位的放松，从身体到心灵都要彻底放松，有助于减缓疲劳，减轻压力。现在都市中的人们，每天都处于压力之中，工作上的压力，生活中的烦恼，使得人们身心都已经很疲惫。人们都渴望找到一种放松的方式，但是却很难找到真正适合自己的减压办法。如果你此刻正处于压力之中想发泄的话，如果你此刻身心都已经疲惫的话，那么请你慢跑吧，相信此项运动会让你发现生活中的另一种美丽。

慢跑之前还应注意一些事项：慢跑时，应选择平坦的路面，不要穿皮鞋或塑料底鞋，如果在柏油或水泥路面上，最好穿厚底胶鞋。跑步之后可多吃些蔬菜、水果及猪骨汤、动物肝脏、猪血、海带、木耳等食物以补充维生素和矿物质的消耗。

走猫步——男走增强性功能女走缩阴

时装模特在舞台上走秀，"猫步"是最常用的一种的步法。不过现在可不是只有模特们才走猫步了，一些关注健康的人们也可开始对这种步法情有独钟。现在越来越多的男男女女开始走猫步，以达到强肾健身的目的。

猫步怎么走？猫步无疑就是猫的走路方式，特点是双脚脚掌呈"1"字形走在一条线上。先迈左脚，脚尖先着地之后脚跟随之轻轻落下，左脚落定之后，将身体重心前移，换右脚做相同的动作。走猫步可以间接对会阴穴起到按摩的作用。

会阴穴是人体任脉上的要穴，它位于人体肛门和生殖器中间的凹陷处，是阴经的交汇处。人身上的经脉纵横交错，主要的经脉有 12 条，12 条经脉中有 3 条阴经，即足太阴脾经、足少阴肾经、足厥阴肝经。足少阴肾经直接关系到肾脏的健康状况，若是肾经虚衰，或者是肾经不通的话，就会出现一系列肾虚的症状，如腰膝酸软、阳痿、早泄、夜尿频繁等。足太阴脾经和足厥阴肝经对肾的健康也有重要意义。脾胃是化生气血的，而肝脏又是藏血的，血又可以化生肾精，肾精又储藏到肾脏之中保肾脏安康。

这 3 条经脉中的脉气在会阴穴交汇，所以会阴穴中的经脉之气比较强。若是肾虚了，对这个穴位进行刺激，能补充肾经中经气的不足，有助于打通肾经，维护肾脏健康。肾脏的功能增强，肾精充足，肾虚引发的诸如早泄、遗尿、性功能障碍等症就能一一得到解决。男子经常走走猫步，强壮了自己的肾，有助于生殖系统的健康，增强性功能，使夫妻之间的性生活和谐。女子走猫步则有助于缩阴。女子生完孩子之后，阴道就会变得松弛。若是身体恢复正常之后坚持走一下猫步的话，阴道松弛就会得到改善。

踮脚——赶走脚跟疼痛不走寻常路

有的人脚后跟经常疼痛，这是肾经的病。对于此种疾病，最方便的解决之道就是踮脚。八段锦里有"每日七踮百病消"的说法，经常踮脚有利于通畅足少阴肾经，起到保肾精、益肾气、固肾中阴阳的功效。经常踮踮脚，肾经通畅，气血流动顺畅，脚后跟得到滋养，疼痛也就随之消失了。其实多踮踮脚不仅可以治疗肾经不通导致的脚后跟疼痛，还有助于益肾壮阳，进而改善性功能。如果在小便的时候采用此种方法的话，还能起到利尿的功效，对于慢性前列腺炎及前列腺增生有较好的辅助治疗功效。

踮脚的方法很简单，下面简要给大家介绍一下。自然站立，双脚分开，两脚跟相距约一拳，两脚尖相距约两拳，全身放松，两脚跟慢慢抬起，抬脚跟的同时慢慢深呼吸。脚跟抬到一定的高度之后，绷紧双腿，保持姿势不变，坚持一会儿后吐气随之将脚跟落下。刚开始做这个动作的时候脚跟在落下的过程中，动作可以慢一点，动作熟练之后则应将脚跟猛然落下。只有脚跟猛然落下才能称之为踮。一般情况下只要踮六七下就能达到治疗的功效了。除了以上方法外，还可以踮脚走路。踮脚走路就是足跟提起完全用足尖走路，行走百步。

踮脚虽然能有效改善肾脏功能，但是也不是适合所有人。比如骨质疏松的患者最好不要做这项运动，以防症状加重。老年人腿脚不灵便，做这项动作的时候可能会摔倒，所以一定要小心。再者就是刚吃过饭后，不宜马上就做，起码要等 1 小时，避免造成胃下垂。练习要循序渐进，开始时要少做，待脚后跟疼痛减轻后，再逐渐增加次数，直至练完后感到微微出汗为佳。起落一定要与呼吸配合，起吸、落呼。最好找清静、不受干扰的地方练习，以利于思想集中。

鸣天鼓——让耳聋、耳鸣乖乖去无踪

肾开窍于耳，所以肾虚的患者往往会出现耳聋耳鸣等症状，这也给肾虚患者的生活带来了诸多的不便。这里我教给大家一个诀窍，对于治疗肾虚引发的耳部疾病特别管用。此种方法中医里面叫鸣天鼓。

该法最早见于邱处机的《颐身集》，"两手掩耳，即以第二指压中指上，用第二指弹脑后两骨做响声，谓之鸣天鼓（可祛风池邪气）"。在后世的《河间六书》、《圣济总录》、《修龄要旨》和《养生十六宜》中都有鸣天鼓练习的记载；被称为我国传统健身术的"八段锦"和"易筋经"也都采用了这个方法。由此我们可以看出此法的重要作用。

鸣天鼓就是将双手搓热后，用劳宫穴贴住耳孔，把两手放在后脑勺后的玉枕穴，把耳朵捂紧，左手在上右手在下，用左手中指敲右手中指，以震动脑部神经，使气血在体内流通。之所以叫做"鸣天鼓"，是因为在这个过程中

发出的声音如同击鼓，所以古人称作"鸣天鼓"。

中医学认为，肾开窍于耳，只有肾中的精气充足，一个人的听力状况才会比较好。若是肾精不足、肾气亏虚的话，患者就会出现头晕、耳鸣的症状。经常练习鸣天鼓，有调补肾元、强本固肾之效，对头晕、健忘、耳鸣等肾虚症状均有一定的预防和康复作用。所以，肾虚耳鸣、健忘的朋友不妨试一下。

鸣天鼓是非常简单的养生之法，值得大家一试。只需利用早晨或睡前的一点时间，不管你是在上班途中，还是躺在床上都可以做，每天坚持下来，不仅能起到强身健体的作用，还能延缓衰老。

打坐——古人保肾固精的不传之功

打坐又称盘坐、静坐。我国传统的打坐养生功法最早可追溯到黄帝时代，据《庄子》一书记载，黄帝曾向名叫广成子的人询问、学习长寿之道，广成子说："无视无听，抱神以静，形将自正。必静必清，无劳汝形。无摇汝精，无思虑营营，乃可以长生。目无所视，耳无所闻，心无所知，汝神将守汝形，形乃长生。"打坐有助于调节身体当中的气血运行，所以很多人都用其来调养身体。

一提到打坐，很多人就会认为是佛家弟子才会做的事情。如果你有这种想法的话，那么你就犯了一个大错误，其实不管是佛家的参禅，还是女性所练习的瑜伽中的静坐都可以归为打坐之中，是用来修身养性、强身健体的。经常练习打坐能清净我们的思想，思想净了，欲望少了，就有助于保精固肾。金元名医朱丹溪在《格致余论》里强调说："心动则相火亦动，动则精自走，所以圣贤只是教人收心养心，其旨深矣。……善养生者，亦宜暂远帷幕，各自珍重，保全天和。"这句话的意思是说，如果人的淫心欲念妄动，则肾中相火因而煽动，相火动则精可自泄……所以，圣贤教人收敛淫心、善养心神。

在古代有很多人就是通过这个办法来延年益寿的。南宋时期的爱国诗人陆游命终时 85 岁，他年轻时修道学禅也常习打坐，所以直至晚年身体都十分健壮并且头脑灵活。

说了这么多，那么该怎么打坐呢？下面来看看打坐的姿势。打坐最好是盘腿姿势，松盘、单盘、双盘都可以。双手虎口相交（男性左手在上、女性右手在上）放在肚脐上，也可以自然放在腿上或其他任何自己认为舒服的地方，但放在肚脐上健身效果比较好。头正颈直，腋下悬空，放松全身。打坐最重要的一点就是学会放松，从头到脚对全身的每一个部位都要进行彻底放松。打坐的时候什么都不要想，争取让自己进入一种无意识的状态。

打坐一定要在封闭环境中，不能吹风，打坐前半个小时和打坐后半小时也不能洗手，以防腿脚受寒，患上关节炎。

太极拳——刚柔相济，养生就这么简单

太极拳不仅深受中老年朋友欢迎，许多青少年也对此情有独钟。我们小区里面很多小孩子都会打几招太极拳。太极拳为什么这么受欢迎呢？这是因为太极拳刚柔相济，练习太极拳可以调整身体当中的阴阳平衡。没病的时候练习可以强身，有病的时候练习可以祛病。中老年朋友尤其是一些老年朋友，体力一天不如一天，非常有必要经常练练太极拳，改善一下体质，增强身体的抗病能力。

下面介绍太极拳中的几个招式，借此来说明其中的奥妙所在。

▶捋式

先将重心移到左腿上面，尽可能保持身体平衡，之后将身体向左转。注意，在转动身体的过程中，动作要慢。在转动身体的过程中，将左臂外旋，右臂内旋，使右掌心朝下，左掌心朝上，两掌向左捋。

坚持一会儿之后，身体继续微左转；重心移向左腿，坐实左腿，成右虚步；将左掌至左胸前，右掌至右胸前。

▶挤式

身体微向右转；将体重渐渐移向右腿，弓右腿，蹬左腿，成右弓步；随着身体的转动，外旋右臂，内旋左臂，使掌心一个朝里，一个朝外。以右小臂与左掌向右挤出，眼向前平视。

▶抹式

右掌心朝下，左掌经右掌上侧交掌而过，之后将两掌分开，距离比肩的宽度小一点就可以了。两掌心皆朝下，两肘渐屈下沉，带动两掌略向下抹回；同时重心渐渐后移，眼向前平视，眼神要关及两掌抹回。

太极拳运动采用腹式呼吸方法。呼吸分顺呼吸和逆呼吸，腹部随着呼吸自然隆起和收缩就是一种顺呼吸。顺呼吸要做到四个字：深、长、匀、细。深，深呼吸，就是一呼一吸都要到头；长，时间要拉长，要放慢；匀，要匀称；细，就是要细微，不能粗猛。当然，还有一点很重要，就是要用鼻子呼吸，不要用嘴呼吸。

若想此种运动真正起到强身健体的功效，关键在于坚持，只要坚持不懈就能看见成效。其实不光是打太极拳，任何运动都一样，持之以恒是非常重要的。

十指梳头——治疗青年白发又快又好

一般说来，年轻人的头发乌黑油亮，而老年人往往白发苍苍。可是现在有很多年轻人头发也开始变白了。这和年轻人压力大，肾精不足有关系。中医认为，发为血之余，发的生机源于血，但是其生机却根源于肾。肾藏精，精能化血，如果精虚血弱，肾精不足，不能化生阴血，阴血亏虚，导致发失濡养，白发自然就出现了。

年轻人预防白发可以采用十指梳头的办法。关于梳头的好处，古籍中有明确记载。明朝《焦氏类林》中写到："冬至夜子时，梳头一千二百次，以赞阳气，经岁五脏流通。名为'神仙洗头法'。"《养生论》说："春三月，每朝梳头一二百下。"北宋大文学家苏东坡对梳头促进睡眠有深切体会，他说："梳头百余下，散发卧，熟寝至天明。"

为什么十指梳头能起到预防白发的作用呢？中医认为，经络是气血运行的通道。只有经络通畅，气血才能顺利地运行到身体中的每一个部位，发挥濡养的功效。若是经络不通，气血的运行自然会相应地受到影响。保持经络的畅通就是保持我们身体的健康。人身体中的经络或直接汇集到头部，或间接作用于头部，人头顶"百会穴"就由此得名。因此通过梳头，可以疏通气血，起到滋养和坚固头发的功效。

十指梳头的方法很简单：松开十指，自然放松，手指不要太僵硬，以十指指肚着力，用中等稍强的力量，对头进行梳理，可先从前往后梳。用力的大小以做完后头皮微感发热为度。梳理后，再用十指指肚均匀地揉搓整个头部的发根，从前到后，从左到右，要全部揉搓到。最后，挤压头皮，用适当的力量对头部进行按摩。手法要轻，用力要柔，忌用猛力，以免挤伤头皮。

此外也可以用手掌和指尖从发际前的印堂穴中线经前

顶百会穴，直至后发际的玉枕穴、天柱穴；两侧经头维穴、率谷穴，直至风池穴、风府穴、四神聪穴、哑门穴，轻轻拍打数十遍。

预防白发也可以用抓头按摩的方法。抓头按摩也是头部自我调养中较为简单的一种，就是用十指的螺纹面对头皮进行按摩。按摩时，自前额上的头发抓起，由前向后，经头顶至后发际；再从后向前，循环往复。按摩时注意闭眼养神，身体放松。每天做5～10分钟，可消除疲劳、促进新陈代谢、调节气血，对改善局部头皮的营养和皮脂分泌都有好处。

2. 常用的补肾功法

真气运行法——梳理经络强身体

真气运行法主要是通过凝神、调理呼吸，对经络进行梳理，进而对身体起到保健的功效。坚持练习能够强身健体、预防疾病。

▶姿势要求

每一种动作都讲究姿势，初学真气运行法也不例外。练习此种功法可以采用行、立、坐、卧四种形式，以坐式为主，其他姿势为辅。不过在练习的过程中，并没有严格的姿势要求，只要练习者感觉舒适放松就可以了。

1. 坐式

坐式有盘腿和垂腿两种姿势，我们在练习的过程中可以根据自己的习惯进行选择。这两种坐姿比较简单，下面我就来具体说一下。

（1）盘腿坐式："双盘式"是把左脚置于右大腿上，再把右腿自然放到左腿上，两手相合，置于小腹前；"单腿式"是把右腿放在左脚上，两手掌心相对；"自由盘腿"是将两腿相互交叉而盘坐。

（2）垂腿坐式：为什么叫垂腿坐式呢？是因为此种坐法小腿和地面是垂直的。在练习的过程中，先坐到椅子上。坐好之后，小腿自然垂直。两腿相距一拳左右，将两手平放在大腿上面。

2. 卧式

卧式就是侧卧着身体，将一条腿适度弯曲，放在另一条腿的上面。体弱不能坐者可采用此种姿势。

3. 站式

站式有各种姿势，在这里不一一介绍。我们在选择站势的时候只要顺其自然就可以了。

4. 行式

行式即是走路和散步时，目视前方，意守鼻尖，并根据走路的速度调整呼吸。

▶五官与呼吸的要求

（1）口腔：双唇闭合，将舌头向上卷起，用舌尖轻抵上腭。轻抵一会儿之后，口中的唾液增多，这时候将唾液慢慢地咽下去，将舌头放下。

（2）眼睛：闭目内视。在练习的过程中内视应与所练的部位相对应。若是思绪比较复杂，心神不得安宁的话，不妨先睁开眼睛，将视线集中在鼻尖片刻之后再重新进行。

（3）耳朵：练习的过程中，耳朵也有一定的用武之地。入静之后，可以用耳朵去听听自己的呼吸。之所以要这样做是因为听听呼吸的轻重缓急及其是否均匀，有助于我们根据实际情况调整自己的呼吸。

（4）呼吸：吸气时任其自然，无须刻意去调整。最佳的呼吸状态应该是呼吸若存若无。

▶练功方法

第一步：呼气使真气汇集于心窝部

首先做好充足的准备工作，如养足精力、调整呼吸，摒除杂念等。准备工作做好之后，放松，做到心无旁骛。将视线集中在鼻尖，然后慢慢地闭上眼睛，内视心窝部。在这个过程中，什么事情也不要想，让心安静下来。自然呼吸，用耳朵去感受外物。如果你真的入静了，你会听见自己的呼吸声。可能起初你很难让心神安静下来，不过时间长了就能摒除心中的杂念，还心灵一份安静与恬淡。此步每天早、中、晚各练一次，每次 20 分钟。

第二步：意守下丹田

心神安静下来之后，随着呼吸的调整，可将意守的部位向丹田下方推进。可一点点进行推进，在这个过程中要注意随时调整自己的呼吸。有的人因为急于求成，推进的幅度较大，结果往往适得其反。"欲速则不达"，凡事都有一个渐进的过程，只有这样才能稳操胜券。为此，意识的推进也要一点点进行。练习时间以每天 3 次，每次 25 分钟或半小时为宜。随着意守部位的改变，内心越来越清净，你可以感受得到身体也正在发生较大的变化。比如当你意守到小腹时，你会感觉到肠胃蠕动加强，这表明脏腑功能增强了。

第三步：调息凝神守丹田

丹田是贮藏元气的地方，在养生保健中起着重要作用。我们将意念集中于丹田，有助于激发元气。在这个过程中不要刻意去意守，主要是调整呼吸，宁心安神顺其自然就可以了。一般每天 3 次，每次半小时以上。随着练习的深入，你会觉察到肚子里面有气在流动，此外腰部也有发热的感觉。这种情况之下，你身体中的诸多不适症状都会得到缓解，诸如失眠多梦、心神不宁、胃肠不适等。此外，也有助于促进肝肾亏虚引发的肝病的恢复。

第四步：打通督脉不可免

在以上步骤中，意守是贯穿始终的，意守的目的有两个。一个是宁心神，一个是积累真气。当身体中的真气充实到一定程度，有了足够的力量时，会沿着脊柱往上行走。也就是说我们通过意守所积累的真气是运动的，它不会安安静静地呆在某个地方。不过这有一个前提条件，就是真气必须充足。如果你感觉到真气在上行的话，那么意念也随之上行。若是意念不跟着真气而动的话，无异于"拔苗助长"。练此步功时，每日可酌情增加坐功次数，每次时间也应延长到 40～60 分钟。通督时间一般在 1 周左右，因人而异。在整个过程当中，打通督脉是比较关键的一步。借助真气的力量，推动督脉的气血运行，让真气注入其中，可激发阳气，进而提高身体的免疫力。头晕耳鸣、腰酸腿软、月经不调、精神恍惚、易怒心烦、心悸气短、性欲减退等都可得到明显改善；有些因经络不通而多年不愈的顽疾也可霍然而愈；一般人则表现为精力充沛，身体轻捷，判若两人。

第五步：守住意念

在练习的过程中，尤其是刚开始练习的人，会出现一些不适的感觉，诸如凉、热、痒、麻等。若是有上述现象出现，不要紧张，因为在练习的过程中出现这些感觉是正常的，表明真气在上行。为此，在练习的过程中一定要守住自己的意念，以保持心神宁静。到极静时，以上诸象消失，身心都会有比较舒适的感觉，原有的疾病也会随着好转。

　　以上五步应循序渐进，但又是互相联系不能分割的统一整体，前一步是后一步的基础，不管是练习哪一步，我们都应认真，都应集中意念。

▶练功须知

　　凡事只有坚持下去，才有成功的可能。同样，此种功法能否起到保健养生的作用，关键在是否能持之以恒。有的人仅仅练习了两三天就放弃了；有的人还好坚持了几个月，可就在刚取得一点成效的时候也坚持不住了。其实每个人在做一件事情的时候都不想放弃，为什么最后很多人都没有坚持下去呢？我总结了一点，那就是没有找到其中的乐趣所在。我们不管做什么事情，只有在做的过程中享受到了乐趣，才会坚持下去。在练习此种功法的时候，先不要想着它的疗效，你首先要用心去感受，用心去领悟。当你发现练习此种功法是一种享受，是一种身心结合最好的方式的时候，相信你是不会放弃的。

　　以上我所强调的是练习此种功法对人的要求。那么练习此种功法对外在环境又有什么要求呢？中医强调人与自然相应，我们也要顺应自然的变化。练习真气运行法时不宜选择天气不好的时候，以免给精神以猛烈刺激，发生不适。此外，练习之前还应注意调节自己的情志，使自己的心态处于平和的状态。练习的过程当中，要静心、宽心，意守丹田，尽可能放松身体。

内养功——调理气血和阴阳

内养功，是气功中的一种，是以默念与呼吸锻炼相结合的一种功法。练习此种功法有助于调理脏腑中的气血和阴阳，因此经常练习者会感觉神清气爽、身心愉悦，还有助于脏腑疾病的好转。

▶**姿势要求**

仰卧式、侧卧式、端坐式、盘腿是练习内养功常用的体位。一般初学者以卧式为宜。下面我就对这几种体位做一下简单的介绍。

1. 仰卧式

换上比较宽松的衣服，然后平躺在床上，将身体挺直。接着将两臂自然舒伸置于身体两侧，十指松展，掌心向上，下肢自然伸直，脚跟相靠，足尖自然分开。

2. 侧卧式

侧卧于床上，后背不要绷直，自然放松。我们朝着哪一侧卧时，就可以将哪一侧的胳膊弯曲，五指舒展，掌心向上，置于耳前。另一上肢自然伸直。下肢则根据体位的选择动作也有所不同。朝着哪一侧卧，哪一侧的下肢则自然伸直，另一侧肢膝关节屈曲为120度，膝部轻放于另一侧伸直的膝部上。

3. 端坐式

自然端坐于椅上，头微前倾，十指舒展，掌心向下，轻放于膝部。两腿平行分开，与肩同宽，小腿与地面垂直，膝关节屈曲 90 度，目微闭。

▶练功方法

1. 呼吸法

调整呼吸是内养功的主要功法，特点是腹式呼吸。常用的呼吸法有三种。

第一种呼吸法是以鼻呼吸。慢慢地吸气，吸气的同时用舌头顶住上腭，将意念集中在腹部。吸气结束之后，呼气。呼吸的同时慢慢将舌头放下，同时收回意念，呼吸的形式为：吸—停—呼。在这个过程当中，可以默念某些字或者词，念完之后动作也随之结束。应注意，在默念的时候，无论字多字少，均分三段默念完。

第二种呼吸法是以鼻呼吸或口鼻兼用。呼吸的形式为：吸—呼—停，具体的呼吸要领和第一种方法一样。

第三种呼吸法是用鼻进行有节奏的呼吸。先吸气少许，停顿片刻后再吸入较多量的气，再将气徐徐呼出。呼吸形式为吸—停—吸—呼。

2. 意守法

意守法是指练功时将意念集中于身体某一特定部位。内养功常用的意守方法有三种。

意守丹田法：丹田是气功常用术语。内养功之丹田规定为脐下 1.5 寸处，即气海穴处。

意守膻中法：将意念集中在膻中穴所在的部位。

意守脚趾法：两眼轻闭，将余光集中在脚趾上，也可闭眼默默内视脚趾。

▶练功须知

内养功具体要采用何种姿势，并没有硬性要求。大家可以根据自身的实际情况，选择合适的体位。不过有几点要注意，消化不良的人最好采用右侧卧位，胃黏膜脱垂的患者，则不宜选用右侧卧位。

叩齿吞津法——滋养肾精强筋骨

说到擅长养生的医家，陶弘景、孙思邈都是其中比较著名的。陶弘景、孙思邈都非常善于养生保健，因此他们到了老年之后依旧耳聪目明、精神矍铄。虽说生活的朝代不同，养生保健的方法也不尽相同，不过有一点却是一样的，那就是他们都非常善用自己的牙齿。南朝名医陶弘景认为"齿为筋骨之余"，叩齿则会筋骨健壮，精神爽快；唐代名医孙思邈主张"清晨叩齿三百下"。

叩齿为什么能起到保健养生的功效呢？因为在叩齿的过程中会生出津液，肾"在液为唾"，叩齿催生唾液，是谓"金津"，"津"通于"精"，为肾精所化，咽而不吐，有滋养肾中精气的作用，故可健肾。

▶练功方法

1. 叩齿

早晨醒来后，先摒除杂念，放松身心。然后嘴唇微闭，再慢慢地将眼睛闭上。完成上述动作之后，使上下牙齿有节奏地互相叩击。刚开始锻炼时，叩击的次数可以少一点，动作也最好轻一点，随着时间的延长，次数可相应增加。不过一般以36次为佳。力度可根据牙齿的健康程度量力而行。此为完成一次叩齿。

2. 吞津

叩齿结束，接下来要发挥舌头的功用了。可以用舌头贴着上下牙床、牙面搅动，用力要柔和自然，先上后下，先内后外，搅动36次。这样做的目的是对牙龈、牙面进行按摩，改善局部血液循环，进而达到健齿的目的。在这个过程中，会有唾液产生，产生的唾液我们要将其咽下。这个动作完成之后，叩齿吞津法的整个过程才算结束。

▶练功须知

每次叩齿数目多少不拘，可因人而异。叩齿的力量也不求一律，可根据牙齿的健康程度，量力而行。但必须持之以恒，长期锻炼方能见效。

撮谷道——补肾固涩，益寿延年

清朝的乾隆皇帝活到 80 多岁，据说他的养生妙招中有一招即撮谷道。这里的撮为收缩之意；谷道无非就是谷物排出的通道，指的也就是肛门。那么撮谷道为什么能起到补肾固涩、益寿延年的作用呢？中医认为，经常撮谷道可升提阳气。阳气有温煦的作用，脏腑的功能若是能得到很好的温煦，各个脏腑都能尽职尽责地完成自己的本职工作，自然有利于人体的健康。经常撮谷道不仅可以益寿延年，还有利于防治脱肛、痔疮、阳痿、早泄、遗尿、尿频等疾病。

▶ **练功方法**

撮谷道这种养生保健的方法不受时间和地点的限制，练习起来也比较方便。有一位尿频的患者，被尿频折磨了一年多之后，终于远离了尿频的苦恼。他说，他除了根据医生的叮嘱坚持服药外，还经常练习撮谷道。只要是一坐下来就练习那么几下，时间长了，就成了一种习惯。现在只要是一不练习，就觉得浑身难受。在练习的过程中，他发现，撮谷道除了对治疗遗尿有帮助之外，还可以辅助治疗肛门疾患。

撮谷道具体做法是：两腿分立与肩同宽，两手自然伸直放在大腿的两侧。两眼正视前方，全身放松，自然均匀地呼吸。这里我们要注意，要用鼻子呼吸，而不要用嘴呼吸。在呼吸的过程中意守肛门，提、缩。一般每次做10～20节。每日早、晚各一遍。如果是坐着做这个功法，腰要挺直，身体其余部位要放松。

▶练功须知

撮谷道要避免急于求成，以感到舒适为宜，关键在于持之以恒。长期坚持，必有奇效。比如开会、坐车、走路的时候，都可以坚持撮谷道。经过几次练习后动作会逐渐标准。

扭腰功——辅助治疗泌尿、生殖系统疾病

扭腰功有很好的强身功效。相对其他强肾的功法来讲，此种功法有一些明显的优势所在，诸如简便易学、收效迅速、不受时间和地点的限制等。坚持练习此种功法，有助于治疗肾虚所导致的记忆力下降、性功能减退、骨质疏松等症。此外对于肾虚引起的生殖系统、泌尿系统疾病，如前列腺炎、膀胱炎和妇科类疾病等也有较好的治疗功效。

▶练功方法

（1）自然站立，双脚迈开与肩同宽。身体略微前倾，双脚脚趾紧紧向下抓住地面。在这个过程中要充分地对身心进行放松。

（2）要尽可能地将双手撑开，一只手掌心朝内护住丹田处（肚脐下方），两只手拇指、食指形成的空白正好在丹田处形成一个空空的方形，双肘自然弯曲至90度左右，

与双手在用力时形成固定位置。

（3）以脊椎为轴心，两胯带动整个臀部向左做圆形扭动，经身体左侧、后方，最后从右方返回，使整个肚皮和胯部正好转完一个 180 度的圈，以此动作连续做 20 下，即转 20 圈；转圈时双肘和双手都在原位置固定不动，就像新疆舞里脑袋移动而双手不动的动作。

（4）向左方转圈扭动做完 20 个之后，再以同样的姿势向右方转动胯部 20 次；做完后再向左方转动 20 次，如此反复变化方向转动。

（5）在整个练功过程中，口须微张，与鼻孔一同呼吸，不可紧闭。

▶练功须知

刚开始练习时最易犯的错是双手和双臂没用力，因此不固定，导致双手与双臂不由自主地跟着一起扭。要注意双臂、双手在扭动时不动，只让臀胯扭动，这样肾气提升得很快。此外，要注意双脚脚趾紧扣地面，这样既固定了身体，又接通了地气，还打通了脚上的经络。平时除了练扭腰功，还可配合撮谷道，疗效会更显著。

贴墙功——贯通督脉，快速提高肾功能

贴墙功，顾名思义就是要贴着墙壁做的一种功法。贴墙功锻炼的是腰部，只需要练几分钟，肾腰及整个脊柱就

会很快发热，使督脉贯通，迅速提高肾功能。

▶练功方法

（1）先选择一处比较安静的空间。入静之后，将鼻尖、脚尖触墙。

（2）站稳之后，保持原动作不变，慢慢下蹲。完全蹲下去之后，用双臂抱住下蹲的双腿。

（3）保持鼻尖贴墙的动作不变，身体缓慢起立，直到完全直立。

（4）重复第一次下蹲的动作。

有的朋友问在练习此种功法的过程中需要蹲多长时间，需要做多少次这样的动作。其实不管是何种功法，对于时间和所做的次数都没有严格意义上的要求。在练习的过程中，我们只要根据自己的实际情况合理安排就可以了。有一个标准可以供大家参考，那就是你每次练完之后不会感觉到疲劳，相反会感觉到精力比较充沛，这样就说明达到了比较理想的效果。

▶练功须知

此法看似简单，但刚开始有难度，主要是肾气不足之人无力蹲稳，起立乏力，重心容易向后倾斜倒地。所以刚开始练时必须将脚尖稍稍后移，具体尺度自己把握，保持重心稳定即可，然后缓慢下蹲、起立。练功时一定要专注于脊椎的直立和身体平衡，否则一不留神就会向后倒。

搓腰功——激发腰部阳气效果好

搓腰功是一种很好的腰部保健操，是治疗功能性腰痛的体疗方法。经常搓腰可以促进腰部的气血运行，此外还有助于激发阳气，使腰得到充分的温煦，有助于驱除导致腰痛的寒湿之邪。经常坚持练习这样的动作，不仅可以温暖腰及肾脏，增强肾脏功能，加固体内元气，还可以疏通带脉、强壮腰脊。此外对腰腿痛、尿频、夜尿多、遗精、阳痿等肾虚问题也有较好的防治功效。

▶练功方法

搓腰功包括搓、捏、摩、扣、抓、旋 6 个动作，具体做法如下。

1. 搓腰

选择舒适的姿势坐好，坐好后将两脚分开至与肩同宽。放松身体的同时将两手掌对搓生热。手掌热了之后将其放到腰眼穴处用力揉搓。在这个过程中要注意调整呼吸，尽可能呼吸得深一些，以助增强肾的功能。揉搓的范围尽可能大一点，这不仅对腰有好处，也能对尾骨部位起到按摩的功效。

2. 捏腰

揉搓之后，腰及其周围的经络得到了疏通，因此会有发热的感觉。在这种状况之下，我们要再接再厉，对命门穴至尾椎处的肌肉进行夹捏。夹捏的过程中，要集中精神，捏一下松一下，反复夹捏 3～4 次就可以了。

3. 摩腰

夹捏之后，命门穴至尾椎处的肌肉会处于比较紧张的状态，为此我们下面要做的工作就是对其进行放松。动作比较简单，先将两手轻握拳，拳眼向上，以掌指关节突出部分在两侧腰眼穴处做旋转揉摩。先以顺时针方向旋摩 18 圈，再以逆时针方向旋摩 18 圈。两侧可同时进行，也可先左后右进行。

4. 叩腰

两手轻轻握拳，拳眼向下，同时用两拳的掌面轻叩（以不痛为度）骶尾部。左右拳各叩 36 次。

5. 抓腰

两手反叉腰，拇指放于前方，其余四指自然落在腰上。用落在腰上的四指向外抓擦皮肤。两手同时进行，各抓擦 36 次。

6. 旋腰

双手叉腰，将两手用力向前推，使腹部凸出。身体微微向后仰，接着，左手用力向右推，上体尽量左弯，这时两手再向后推，臀部竭力后坐，上体尽量前弯；最后右手用力左推，上体尽量右弯。此动作连起来为一圈。以顺时针方向旋腰 9 圈，再逆时针方向旋腰 9 圈。旋腰时要缓慢，不可过速或过于用力，以免扭伤腰部。

▶练功须知

搓腰功虽有预防和治疗腰痛的作用，但需要注意的是，由结核、肿瘤、骨折和细菌感染性炎症引起的器质性腰痛，不要做搓腰功，应及时就医。

固腰肾养生功——疏通带脉，强腰壮肾

养肾护肾就是要延缓它的衰老，维持其旺盛的生理功能。通过固腰肾养生功的锻炼，能不同程度地刺激肾脏，疏通带脉，增强肾脏功能，强腰壮肾，并可防治腰肾的一些疾患。

▶练功方法

1. 擦腰

双手摩擦，手掌热了之后对腰肾俞穴进行摩擦，摩擦到有热感就可以了。可以左右摩擦，也可以上下摩擦。

2. 敲腰

摩擦过后，再将手掌半握拳，轻轻敲击腰背数十次，以刺激肾脏。

3. 转腰

转腰这个动作可能每个人都会做。在做的时候只要掌握一点原则就可以了，那就是在转腰的过程中，动作要慢，以防对腰造成损伤。

4. 俯身

很多舞蹈都有俯身这个动作。俯身的动作要领为：慢慢俯下身，两腿要伸直，两手慢慢摸脚，逐渐能摸到以后，再抓住脚尖或脚两侧，头尽量向大腿靠。

▶**练功须知**

上述功法中的俯身动作不适宜有高血压者做，可改为在床上伸直两腿，直身坐好，然后用两手搬脚尖。

第十章

肾虚所致常见病症的居家预防与简易治疗

1. 常见病症

记忆力减退——补肾养肾，人人都有好记性

本书第一章介绍肾在生命中的意义的时候，我说过肾的一个功能——生髓通于脑。前文我说得很清楚，肾藏精，精生髓，脑的正常营养来源于肾精，因此肾功能的好坏也会影响到脑的功能。肾虚了，肾精不足，脑髓不足，就会出现记忆力减退、智力活动下降的现象。这种情况如果再向前发展便是痴呆。为什么老年人患痴呆的比较多呢？因为老人肾气虚衰，脑髓不够，脑得不到足够的滋养。

中医将记忆力减退分为肾气阴两虚和肾精亏虚两种证候。由肾气阴两虚所致的记忆力减退，主要表现为头晕耳鸣、遇事善忘、失认失算、腰腿酸软、记忆模糊、手足心热、心烦失眠等症。治疗时宜补肾益气，滋阴养神。方药可选七福饮。其组方为：龟甲、熟地黄各 20 克，当归、白术、杜仲各 15 克，西洋参、远志、杏仁、天冬、麦冬、怀牛膝、黄柏、炙甘草各 10 克。用水煎服，每日 1 剂，日服 2 次。也可选用参茸地黄丸等中成药治疗，参照说明书或遵医嘱使用。

由肾精亏虚所致的记忆力减退，主要表现为神疲体

倦、恍惚健忘、精神呆滞、失认失算、须发早白、毛发脱落、牙齿松动、腰膝酸软、骨软痿弱、步履维艰等。治疗宜补肾益髓，填精养神。方药可选河车大造丸加减。其组方为：紫河车、天冬、麦冬各 10 克，杜仲、鹿茸、黄精、白术、怀牛膝、龟甲、黄柏各 15 克，熟地黄 20 克，丹参、怀山药各 30 克。用水煎服，每日 1 剂，日服 2 次。也可选用河车大造丸等中成药治疗，参照说明书或遵医嘱使用。

食疗也是不错的选择，下面我介绍几种简易的食疗方，感兴趣的朋友可以试试。

莲核参芪百圆粥：西洋参 10 克，黄芪、龙眼肉、核桃各 15 克，莲子、枸杞子、百合、粳米各 30 克，把上述原料放锅内用微火同煮，粥成时即可食用。每天早、晚各食用 1 次。

参芪怀杞枣葚汤：西洋参、枸杞子、红枣各 10 克，黄芪、桑葚各 15 克，怀山药 30 克，排骨 300 克。将上述原料一同炖汤喝，每日 1 次。

杜杞养肾护脑粥：生地黄、黄精、枸杞子、黑芝麻各 10 克，黄芪、杜仲、莲子各 15 克，粳米 30 克。先将中药煎水取汁，再用药汁煮粳米粥食用，每日 1 次。

还可以自我按摩辅助治疗，可选择神门穴、四神聪穴、三阴交穴、肾俞穴、心俞穴、太溪穴中的一个或几个穴位，每次每个穴位按摩 3～5 分钟，不用拘泥于按摩的方法和时间，方便的时候就按揉按揉，长期坚持，能起到辅助治疗作用。

在日常饮食中，老年人可适当食用核桃仁、海带、南瓜、葵花子、胡萝卜、芝麻、黄豆和沙丁鱼等食品。日常调养也很重要，应避免劳伤心神和精神抑郁，保持开朗豁达的心情。生活要有规律，注意合理安排日常生活，培养多种爱好，勤动手，多用脑，经常接受新信息。还应防止身体过于肥胖，积极治疗高血压、糖尿病等疾病。

脱发——滋阴补肾，头发乌黑浓密有光泽

在生活中，面对脱发的人士，我们常用"聪明绝顶"这个词来调侃。然而，调侃毕竟是调侃，事实上脱发与聪明是风马牛不相及的。那么，脱发到底是什么原因造成的呢？

《黄帝内经》中对脱发有过记载："女子五七，阳明脉衰面始焦发始堕……男子五八，肾气衰，发堕齿槁。"不难看出，肾气的衰弱是脱发的根本原因。中医认为"发乃血之余"。根据中医精血同源的理论，精亏则血少，血少则头发得不到充足的滋养，因而渐渐干枯而脱。所以中医对于脱发的治疗主要是滋阴补肾，填补肾精。

中医认为，脱发主要有肾气阴两虚证和肾精亏虚证两种证型，大家可以在医生的指导下对症治疗。

肾气阴两虚证型的脱发，主要表现为头发油亮、头屑

多、经常掉头屑、头痒，日久头顶或两额角处逐渐稀疏，常伴有耳鸣、腰膝酸软等症。

肾气阴两虚证型的脱发，可选用方药知柏地黄丸合二至丸加减治疗。其组方为：黄芪、泽泻、西洋参、丹皮、知母、黄柏、山茱萸各 10 克，茯苓、熟地黄、墨旱莲、女贞子、制何首乌、枸杞子、白术各 15 克，麦冬、怀牛膝、山药各 30 克。水煎服，每日 1 剂，日服 2 次。也可选用中成药知柏地黄丸合二至丸治疗，按照说明书或遵医嘱使用。

肾精亏虚证型的脱发，主要表现为平时头发发白或焦黄，头发没光泽，头屑较少，经常呈小片脱落，还伴有头晕耳鸣、心烦、失眠、腰膝酸软无力等症状。

肾精亏虚证型的脱发，可选用方药七宝美髯丹治疗。其组方为：甘草、炒白芍、当归、茯苓、天麻各 10 克，枸杞子、菟丝子、补骨脂、龟板、巴戟天、肉苁蓉、熟地黄、制何首乌各 15 克，怀牛膝 20 克。水煎服，每日 1 剂，日服 2 次。也可选择中成药七宝美髯丹治疗，按照说明书或遵医嘱使用。

当然，选用药膳食疗也有一定疗效。下面我就给大家介绍两款食疗方。

首仙雀参杞蓉汤：准备麻雀 3 只，红枣 10 克，西洋参、仙鹤草、制何首乌、枸杞子、肉苁蓉各 15 克，芡实 30 克，食盐适量。将麻雀杀好洗净，红枣洗净去核，与其他原料一同放入沙锅内，加水适量，武火煮沸后用文火炖2小时，最后加盐调味即可。这个食疗方适用于肾精不足型脱发患者食用。

滋肾固发首芝鹌鹑汤：准备鹌鹑3只，陈皮5克，制何首乌15克，黑芝麻、当归各10克，菟丝子、桑寄生各15克，黑木耳30克。将鹌鹑杀好洗净，菟丝子、制何首乌、黑芝麻、当归、黑木耳、桑寄生用清水1200克煎至400克，去渣取汁；药汁与鹌鹑一同隔水炖熟，最后加盐调味即可。本食疗方适用于肾精虚衰型脱发者食用。

穴位按摩也能辅助治疗脱发。可以选取风池穴、内关穴、神门穴、百会穴、三阴交穴中的一个或者几个，经常按摩，每次每个穴位按摩3～5分钟，长期坚持，能起到一定效果。

脱发的患者，为了防止脱发加重，治疗的同时一定要注意调摄和预防。在精神上，应避免不良刺激，不可焦虑忧愁，宜心情舒畅，思想开朗，保持充足的睡眠，并须知本症难获速效，要持之以恒，坚持治疗，不可半途而废。

在饮食上，应限制高脂肪食物的摄入，如肥肉、猪油等，少吃糖类食物，少喝浓茶，少吃辣椒、生蒜等刺激性食物，宜多吃蔬菜、水果、豆类及蛋白质较多的食物。

不宜洗头过勤，不宜用碱性洗发液，选用硼酸皂或硫黄皂洗头为佳，不宜水温过热或过冷，水温以接近体温较为适宜，洗头次数一般每周1～2次便可。

平时应避免强力搔抓及梳篦等机械刺激，头皮要多晒太阳，并经常用手按摩患处。

须发早白——填补肾精，让黑发源源不断长出来

中医认为："有诸内，必形诸外。"任何一种病理现象都可以找到其内在的原因。人年老之后，出现白头发是正常的，但是为什么有些年轻人也会出现白头发呢？年轻人出现白头发和肾精亏虚有一定的关系。中医认为精血是可以相互化生的，也就是说肾精可以化血，而血可以转变成肾精。血和头发的关系非常密切，这是因为发为血之余，发的生机源于血。血液的充盈状况对头发的影响很大，因此从表面上看决定头发状况的是血，但从根本上看决定头发状况的是肾。若肾精亏虚，精血不能互生，头发得不到滋养，人就会出现白发、脱发等问题。

肾精虚衰除了会导致白发早生外，还会加速一个人的衰老。因此，养发护发应从养肾入手。

须发早白有肾气阴两虚证和肾精亏虚证两种证型，大家可以在医生的指导下对症治疗。

肾气阴两虚证型的须发早白，多发生于中青年人，或者生活过于劳累、工作压力过大的人。常见有少许头发根发白，兼有少许头发脱落，头发纤细暗淡，或者脆弱易断。人同时伴有盗汗、怕冷、头昏眼花、腰膝酸软、神疲乏力等症状。

治疗肾气阴两虚证型的须发早白，可以选用方剂知柏地黄丸合生脉饮治疗。其组方为：黄芪 10 克、西洋参 10克、白术 15 克、知母 10 克、黄柏 10 克、麦冬 30 克、怀牛膝 30 克、熟地黄 15 克、山茱萸 10 克、山药 30 克、泽泻 10 克、茯苓 15 克、丹皮 10 克。水煎服，每日 1 剂，日服 2 次。也可选用中成药知柏地黄丸或生脉饮治疗，参照说明书或遵医嘱使用。

肾精亏虚证型的须发早白，多发生于中老年人，或者是大病久病之人。常见头发花白渐至全部白发，兼有稀疏脱落，头发纤细无光泽，或脆弱易断。人同时伴有头昏眼花、耳鸣耳聋、腰膝酸软等症状。

治疗肾精亏虚证型的须发早白，可选用方剂七宝美髯丹治疗。其组方为：炒白芍、当归、茯苓、甘草、怀牛膝各 10 克，制何首乌、熟地黄、枸杞子、菟丝子、补骨脂、龟甲、巴戟天、肉苁蓉各 15 克。用水煎服，每天服 2 次。也可选用中成药七宝美髯丹治疗，参照说明书或遵医嘱使用。

不愿吃药的朋友，也可以采用食疗的方法，效果也很不错。我介绍几个食疗方，大家可以试试。

地黄杜杞乌发粥：生地黄、黄精、枸杞子各 10 克，黄芪、杜仲、制何首乌、莲子各 15 克，粳米 30 克。先将上述中药煎水去渣取汁，再用药汁煮粳米粥，再配冰糖食用，每日 1 次。

首乌参杞百果粥：西洋参、百合各 10 克、枸杞子 15 克、腰果 25 克、制何首乌 30 克、粳米 200 克，冰糖适量。将上述食材放在锅内，加水 500 克，用文火煮熟即可，每日 1 次。

归杜圆杞桑芝饮：当归身、枸杞子、黑芝麻各 10 克，红枣 10 枚，杜仲 15 克，桂圆肉、桑葚各 30 克。把上述中药用水适量煎煮，每天早、晚各服 1 次。

须发早白的人，也可以按摩穴位，可选用足三里穴、气海穴、关元穴、三阴交穴、太溪穴、阴陵泉穴中的几个随机按摩，每次每个穴位按摩 3～5 分钟，长期坚持效果很好。

须发早白者平时应加强体育锻炼，充分休息，保持心情乐观，饮食上适当食用猪肝、牛肝、肉类、蛋类、番茄等含有丰富的 B 族维生素的食物。

视力减退——找准证型好明目

中医认为，人的视力与肝肾有着非常密切的关系。肾为先天之本，主骨生髓，而脑为髓海，人到老年，机体功能逐渐衰退，肾精亏虚，就会出现视力减退的现象。正如《灵枢·海论》说"髓海有余，则轻劲多力，自过其度；髓海不足，则脑转耳鸣，胫酸眩冒，目无所见，懈怠安卧"。

中医将视力减退分为肾气阴两虚、肾精亏虚和肾阳不足三种证型。

若视力减退是肾气阴两虚证型的，患者除了会有视力减退、眼干涩不适等眼部症状外，还会有头昏健忘、耳鸣耳聋、腰膝酸痛、失眠多梦、夜间口干等诸多症状，治疗宜补肾益气，滋阴明目。方药可选杞菊地黄丸合生脉饮。其组方为山萸肉、泽泻、茯苓、丹皮、枸杞子、菊花、西洋参、五味子、麦冬、甘草各 10 克，玉竹 15 克，怀山药 20 克，熟地黄 25 克，石斛 30 克。水煎服，每日 1 剂，日服 2 次。也可选用中成药杞菊地黄丸治疗，可参照说明书或遵医嘱使用。

若视力减退是肾精亏虚证型的，多同时伴有智力低下、早衰、发脱齿摇、健忘呆钝等症，男子兼有精少不育、女子兼有经闭不孕等症。治疗宜补肾养血，填精明目。方药可选驻景丸。其组方为：鹿茸 5 克，五味子、甘草、紫河车、三七粉、茺蔚子、枸杞子、木瓜各 10 克，黄精、山茱萸、熟地黄各 15 克，菟丝子、楮实子各 20 克，怀山药、石斛各 30 克。水煎服，每日 1 剂，日服 2 次。也可选用中成药驻景丸治疗，可参照说明书或遵医嘱使用。

若视力减退是肾阳不足证型的，患者白天的时候看东西也不是很清楚，到了晚上即使月光比较明亮也基本上也看不清东西。此外，患者还会有面色白而无华、形寒肢冷、神疲乏力、夜间小便多等症状。治疗宜温补肾阳，养血明目。可选方药右归丸。其组方为肉桂 5 克，山萸肉、当归、制附子（先煎）各 10 克，麦冬、怀牛膝各 15 克，熟地黄、山药、枸杞子、鹿角胶（烊化）、菟丝子、杜仲各 20 克，石斛 30 克。水煎服，每日 1 剂，日服 2 次。也可选用中成药右归丸治疗，可参照说明书或遵医嘱使用。

视力减退除了根据不同的证候选择对症的方药进行治疗外，还可以选择不同的药膳进行食疗。下面我给大家介绍几款可以改善视力的药膳。

圆目玉睛粥：高丽参、黄精、玉竹、核桃仁各 10 克，枸杞子 15 克，用冷开水浸泡半小时后煎药取汁，然后将药汁与粳米一同煮粥食用。

补肾明目怡神粥：高丽参、红糖各 10 克，杜仲、枸杞子、石斛、牡蛎各 15 克，炙黄芪 30 克，粳米 150 克，将上述中药用冷开水浸泡半小时后煎药取汁，然后将药汁与粳米放入锅内煮粥，粥成后加红糖食用。

参芪斛杞亮睛汤：西洋参、红枣各 10 克，石斛、黄芪、桑葚各 15 克，怀山药 30 克，瘦肉 300 克，将上述原料入锅炖汤喝，每日 1 次。

预防和辅助治疗视力减退，穴位按摩效果也不错，你可以选用足临泣穴、太阳穴、睛明穴、风池穴、合谷穴、光明穴中的一个或者几个经常按摩，一般每个穴位每次按摩 3～5 分钟，经常坚持，视力会慢慢改善。

预防视力减退，平时在日常生活中我们还应做到以下几点：顺应四时，防止外邪侵袭；调和情志，避免脏腑受损；劳逸适度，爱护目力；调和饮食，力戒烟酒；最为重要的一点就是要防止外伤损目，预防传染性疾病。

耳鸣、耳聋——肾精足则听觉聪敏

有一位老大爷，退休之前听力还算是比较好的，可是退休之后，听力一天不如一天，耳朵里面总是有响声，但事实上这种声音是不存在的。后来去看西医，西医说是湿疹导致的，给开了点儿药。但服用一段时间，治疗效果不是很明显，于是来找我诊治。我看过之后，认为是肾虚所致，就采用中药加上针灸的办法对其进行治疗，坚持 3 个月，他的听力得到了明显改善。

有的朋友可能会问，耳鸣、耳聋应该是耳朵自身出现了问题，怎么又跟肾扯上关系了呢？前面讲过，肾为人的先天之本，肾阴肾阳是全身各个器官的阴阳之本，如果肾虚了，全身器官的"能源"供应就跟不上，自然各个器官的功能就会下降。再说，我们身体上的五官九窍都和不同的脏腑有着密切的联系，像耳朵和肾就有着紧密的联系，《素问·阴阳应象大论》中提到肾"在窍为耳"，《灵枢·脉度篇》也指出："肾气通于耳，肾和则耳能闻五音矣。"耳为肾之官，肾精足则听觉聪灵，肾精虚则两耳失聪。

所以说，耳鸣、耳聋大多是由肾精亏虚或是肾气亏虚导致的。中医将耳鸣、耳聋分为肾精亏虚证和肾气阴两虚证两种证型。辨证施治方能取得良好的效果。

肾精亏虚证型的耳鸣、耳聋主要表现为耳鸣如蝉，昼夜不息，安静时尤甚，听力逐渐下降，同时还伴有失眠眩晕、发脱齿摇、腰膝酸软、口干咽燥、夜尿频多等症状。治疗时宜补肾益精，滋阴潜阳。方药可选耳聋左慈丸。其组方为：熟地黄、磁石、山药各 12 克，茯苓、丹皮、泽泻、五味子各 10 克，山萸肉、怀牛膝各 15 克。水煎服，每日 1 剂，日服 2 次。也可选用中成药耳聋左磁丸治疗，参照说明书或遵医嘱使用。

肾气阴两虚证型的耳鸣、耳聋主要表现为耳内常闻蝉鸣之声，由微渐重，以致听力下降，伴虚烦失眠、头晕目眩、腰膝酸软、遗精早泄、手足心热、盗汗怕冷、食欲不振等症。治疗时宜补肾滋阴，益气通窍。方药可选知柏地黄丸合生脉饮加减。其组方为：黄芪、西洋参、丹皮、知母、泽泻、山茱萸、黄柏各 10 克，麦冬、山药、怀牛膝各 30 克，熟地黄、白术、茯苓各 15 克。水煎服，每日 1 剂，日服 2 次。也可选用中成药知柏地黄丸合生脉饮治疗，参照说明书或遵医嘱使用。

不论是哪种证型的耳鸣、耳聋，治疗的根源就在于补肾，除了选用方药外，还可进行穴位按摩，如涌泉穴、太溪穴都是补肾的要穴，对于治疗耳鸣、耳聋自然也会有效，每天按揉两侧的太溪、涌泉穴 3～5 分钟，长期坚持，听力便会得到改善。

保护听力可多吃新鲜绿叶蔬菜和黑芝麻、核桃、花生等。同时，应注重修身养性，不动肝火。还应积极参加体育锻炼，强化心血管功能。日常生活中，不要挖耳朵。如果因为耳鸣而夜不能寐，可以在睡前用热水洗脚，这样能起到引火归原的作用，同时忌饮咖啡、可可、浓茶、酒品等有刺激性饮料。

虚喘——肾主摄纳则呼吸通畅

虚喘大家都不陌生，那种呼吸困难、气喘吁吁的感觉，让旁边的人看了也跟着着急，恨不得帮他大喘一口气。我小时候有一个特别好的玩伴，就是先天性哮喘。别的小伙伴奔跑一大圈下来，脸不红、气不喘，可他稍微活动一下就跟刚做完长跑冲刺似的，上气不接下气，那个难受劲儿就别提了。

喘证的原因比较多，如外感风寒或风热之邪、情志不畅、久病体虚等。此外，肾虚也会导致哮喘。肺有主呼吸的功能，可是呼吸的深度是由肾决定的。若是肾功能出现问题了，肾失摄纳功能，吸进来的气沉不下去，就会出现呼吸困难的情况。

肾气虚和肾阳虚都会导致虚喘。虚喘若是由肾阳虚导致的话，患者会有气不够用、畏寒怕冷、喉有鼾声、易感冒、自汗等症状。治疗肾阳虚导致的虚喘可从温补肾阳入手。肾阳虚喘患者可选方药右归丸加减。其组方为：肉桂

3克，鹿茸、山茱萸、丹皮、附子（先煎）、怀牛膝、白芍、高丽参各 10 克，茯苓、熟地黄、泽泻、怀山药、菟丝子、白术各 15 克。水煎服，每日 1 剂，日服 2 次。也可选用中成药右归丸或金匮肾气丸治疗，参照说明书或遵医嘱使用。

若虚喘是由肾气虚导致的话，患者会有气息短促、呼多吸少、气不够用、动则喘息加重的症状。肾气虚喘患者可以服用方药金匮肾气丸合参蛤散。其组方为：制附子（先煎）、肉桂、黄芪、西洋参、知母、黄柏、泽泻、丹皮、山茱萸各 10 克，麦冬、怀牛膝、山药各 30 克，白术、熟地黄、茯苓各 15 克。水煎服，每日 1 剂，日服 2 次。也可选用中成药蛤蚧定喘丸或固本定喘丸治疗，参照说明书或遵医嘱使用。

肾虚导致的虚喘患者除了服药进行调理外，还应注意饮食。宜常吃具有补肺气、固肾气、益精气作用的食品，如红枣、核桃、栗子、花生、银耳、蜂乳、党参、太子参、牛肉、牛奶、芝麻、燕窝、猪肺等。也可以选择一些药膳进行调理，下面我介绍几种供大家参考。

补肾益气三仁粥：杏仁 10 克、西洋参 10 克、白果仁 10 克、核桃 15 克、生薏苡仁 30 克、粳米 50 克，共熬成粥，加冰糖适量，早、晚各服 1 次，适用于肾虚气喘、痰多胸闷者。

白果腰核陈杏粥：白果 10 克、陈皮 10 克、杏仁（去皮）10 克，研细，水煎去渣留汁，加粳米 50 克、腰果 15 克、核桃 15 克，冰糖适量，加水煮粥，每日 2 次温热食。

蜜饯参杞三仁：炒甜杏仁 250 克、白果仁 100 克，水煮 1 小时，加核桃仁 250 克，收汁，将干锅时，加西洋参 100 克、枸杞子 100 克、蜂蜜 500 克，搅匀煮沸即可。

穴位按摩也能起到一定的辅助治疗作用，可以选择膻中穴、肺俞穴、天突穴、太溪穴、足三里穴、合谷穴中的一个或几个，方便的时候按揉按揉，每次每个穴位 3～5 分钟。

虚喘者在日常生活中应加强体育锻炼。体育锻炼在各个季节都应进行，不过在秋冬进行锻炼的时候，最好选择室内可以进行的活动。

泄泻——多种方法治疗肾虚引起的泄泻

古人将大便溏薄者称为"泄"，大便如水注者称为"泻"。在生活中，腹泻的经历几乎每一个人都曾有过，其痛苦和烦恼也是不言自明的。曾有一位患者在文章中写道：肚子很痛，一天主要的工作就是跑厕所。为了减少上厕所的次数，不敢吃东西。本以为这样就没事了，可是一天照样跑好几次厕所。因为每天要跑很多次厕所，不但身体会觉得虚脱无力，整个人的精神也会受到影响，无法安心于工作和学习，而且这种焦躁还会使身边的人感到不愉快。如果是在外出时，频繁地跑厕所不但有诸多不便，有时甚至还会造成难以想象的尴尬。

泄泻的原因比较多，比如脾胃功能出现问题、湿邪入侵等。在这里，我主要给大家讲一讲因肾虚导致的泄泻的治疗。肾虚导致的泄泻一般为慢性泄泻，所以这种泄泻有如下特点：发病比较缓慢，不像急性泄泻那样来得快去得也快；另外就是病程比较长久。如果患者泄泻并有以上症状的话，那么很有可能是肾虚导致的。

中医根据肾虚泄泻所表现的不同症状将其分为肾气阴两虚证和肾阳虚衰证两种证型。

肾气阴两虚证型的泄泻主要表现为形体消瘦、面黄肌瘦、精神委靡、肢体倦怠、手足心热、不思饮食、食后泄泻。宜以补肾滋阴，益气止泻为原则进行治疗。方药可选六味地黄丸合参苓白术散加减。其组方为：桔梗5克、甘草5克、山茱萸10克、泽泻10克、砂仁10克、党参15克、茯苓15克、白术15克、怀山药15克、扁豆15克、莲子肉15克、生薏苡仁15克。水煎服，每日1剂，日服2次。也可选用中成药六味地黄丸合参苓白术散治疗，参照说明书或遵医嘱使用。

肾阳虚衰证型的泄泻主要表现为黎明泄泻，腹中雷鸣，脐部疼痛，痛连腰背，肢冷膝寒，久而不愈。治疗时宜温肾壮阳，固涩止泻。方药可选四神丸加减。其组方为：吴茱萸5克、炮姜6克、莲子10克、五味子10克、白术12克、补骨脂15克、肉豆蔻15克、怀山药15克、茯苓15

克、杜仲 15 克。水煎服，每日 1 剂，日服 2 次。畏寒肢冷明显者，可加附子（先煎）9 克、干姜 6 克，以温阳散寒；久泻不止、中气下陷者，可加黄芪 15 克、党参 12 克、诃子肉 9 克、赤石脂 9 克，以益气健脾，固涩止泻。也可选用中成药四神丸治疗，参照说明书或遵医嘱使用。

还可以使用穴位辅助治疗。可以选用神阙穴、天枢穴、公孙穴、足三里穴、太溪穴、中脘穴中的一个或者几个，方便的时候多按揉按揉。

泄泻患者除了进行药物和穴位治疗外，在饮食上应以营养丰富、易消化为原则。多选用具有补中益气功能的食品，如胡桃、山药、狗肉、动物肾脏等，并可加胡椒、姜等调味品，既可增加食欲，又能除湿寒。如果不喜欢用药物治疗的话，也可以从下面的药膳方中选择中意的药膳进行调理。

参芪山药鱼汤：鲤鱼 1 条（约 250 克）、高丽参 10 克、怀山药 20 克、黄芪 30 克、生姜 15 克，加适量调料一同煮汤。

羊肉栗子芪苓煲粥：羊肉 100 克、茯苓 15 克、生姜 15 克、黄芪 30 克、栗子肉 50 克、大米 200 克，同煮，加油盐调味食用。

荔枝怀山莲子粥：莲子 10 克、高丽参 10 克、生姜 10 克、怀山药 15 克、干荔枝肉 50 克、大米 100 克，共煮粥食用。

参杜白果苡米粥：白果仁 10 克、高丽参 10 克、杜仲 15 克、生薏苡仁 60 克，加水适量煮烂，加红糖调味服用。

白果蒸鸡蛋：将鸡蛋 1 只开一小孔，放入白果仁 5 克，用纸贴封小孔，放碟中隔水蒸熟，内服鸡蛋。每日 1 次，连服数次。对小儿虚寒腹泻效果很好。

有泄泻问题的人，应根据病情和自己的体力，适当多起床活动，进行锻炼。患者还应多晒晒太阳。最好找个安静、光线也比较好的地方。晒太阳的过程中，要将身心放松下来，这样对身体健康是非常有好处的。

腰痛——肾精充足，腰脊就强壮有力

腰痛是一种常见病症，有的是腰部一侧疼痛，有的是腰部两侧同时疼痛，有的是腰部正中疼痛。腰痛多由腰部受损、气血运行失调、肾虚腰府失养等引起，病因有很多种，比如由于长期站立工作（理发、销售等工作）导致腰肌劳损，泌尿系统感染、受凉、腰椎病变等。唐代名医孙思邈在《备急千金方》里说："凡腰痛有五：一曰少阴，少阴肾也。十月万物阳气皆衰，是以腰痛。二曰风痹，风寒着腰，是以腰痛。三曰肾虚，役用伤肾，是以腰痛。四曰暨腰，坠堕伤腰，是以腰痛。五曰取寒眠地，为地气所伤，是以腰痛。痛下止，引牵腰脊，皆痛。"他把肾阴虚、阳气衰弱、风寒、过劳、外伤等作为腰痛的主要病因，从现代医学角度看也是比较全面的。

中医认为"腰为肾之府"，肾的位置在腰部，腰部是肾的精气所覆盖的区域。肾精充足，腰脊就强壮有力；肾精不足，腰脊就容易受到伤害。肾阳是一身阳气之本，相当于身体里的小太阳，如果肾阳虚衰，腰部经脉缺少这个小太阳的温煦、濡养，腰部就会出现冷痛。肾阴是一身阴液之本，相当于身体里的水源地，肾阴虚衰，腰部经脉失于濡养，可导致腰膝酸软无力。

肾虚导致的腰痛有肾虚寒湿证和肾气阴虚证两种证型，大家可以辨证施治。

肾虚寒湿证型的腰痛，以腰部冷痛为主，伴有腰部转动不便，躺着不动疼痛也不能减轻，阴雨天疼痛加重。这种证型的腰痛，治疗时宜补肾散寒，温通经络。如果用方药治疗的话可选右归丸合甘姜苓术汤加减。其组方为：肉桂 5 克、鹿茸 10 克、炙甘草 10 克、制附子（先煎）10 克、干姜 12 克、白术 15 克、杜仲 15 克、怀牛膝 15 克、枸杞子 15 克、独活 15 克、茯苓 20 克、狗脊 20 克。水煎服，每日 1 剂，日服 2 次。也可选用中成药右归丸合独活寄生丸治疗，参照说明书或遵医嘱使用。

不喜欢吃药的朋友也可以选择食疗，胡椒根蛇肉煲对于治疗肾虚寒湿证型的腰痛较为有效。用胡椒根 50 克，蛇肉 250 克，共煲汤，调味服食即可。

由肾精亏损所致的肾气阴虚型腰痛，主要表现为腰痛而酸软，患者往往喜欢按揉疼痛处，足膝无力，若是劳累的话腰痛的症状就会加重。对于这种肾虚导致的腰痛，治疗时宜滋肾益气，缓急止痛。用方药治疗可选左归丸加减。其组方为：白术 10 克、泽泻 10 克、山茱萸 10 克、枸杞子 15 克、菟丝子 15 克、茯苓 15 克、怀牛膝 15 克、丹皮 12 克、桑寄生 30 克、龟甲（先煎）30 克、熟地黄 20 克、山药 30 克。水煎服，每日 1 剂，日服 2 次。也可选用中成药左归丸加壮腰补肾丸治疗，可参照说明书或遵医嘱使用。

针对肾虚引起的腰痛，大家也可以选用以下穴位治疗：肾俞穴、命门穴、委中穴、承山穴、昆仑穴、秩边穴。可以在方便的时候选择上述穴位中的一个或者数个简易按摩，一般每个穴位每次按摩 3～5 分钟便可。长期坚持，能起到一定的辅助治疗作用。

食疗也是不错的选择，大家可以参考下面的几个食疗方辅助治病。

杜杞煲猪腰：净猪腰 2 个、杜仲 30 克、枸杞子 30 克，加适量水及姜、蒜、盐共煲汤服用，对肾气阴虚型腰痛尤为有效。

核韭炒腰花：猪肾 1 个、核桃仁 30 克、韭菜 100 克。将猪肾洗净切好，用开水浸泡 2 小时，将核桃仁和韭菜洗净切碎，然后将上述食材同炒，酌情加入黄酒、生姜、食盐等调料后食用。

莲杜百合炖羊脊骨：羊脊骨 500 克、莲子 20 克、百合 20 克、杜仲 30 克。将莲子、百合洗净，羊脊骨洗净切好，放入锅中用急火煮开，改文火煮30分钟，再加入生姜、黄酒、葱花等，隔水清炖30分钟后即可食用。

当然，治疗腰痛的验方也好，食疗也好，虽然都有不错的效果，但任何疾病都是治不如防。只有早预防多重视，才能使身体健康无忧。预防腰痛最好从下面的小细节入手：保持正确的坐姿，避免淋雨，不要坐在潮湿的地面上，避免房事及劳累过度。

便秘——找准病因，对症治疗肾虚引起的便秘

便秘的病因很复杂，中医认为便秘主要是由气机郁滞、燥热内结、津液不足、脾胃虚寒所引起的。生活中我们常常见到容易患便秘的几类人：有的人进食辛辣厚味、温补食品过多，导致阳盛灼阴，伤津而便秘；有的人多愁善感，情志不舒，或者久坐少动，导致气机郁滞而便秘；有的人年老体衰，气血两虚，或者脾胃内伤，饮水量少，导致津液不足而便秘；有的人年高久病，肾阳或者脾阳虚损，导致脾肾阳衰而便秘。预防和治疗便秘，大家可以针对不同的症候表现对症治疗。

引起便秘的原因有很多，肾虚只是其中的一个病因，所以，如果你的便秘问题是由肾虚引起的，可以参考下文辅助治疗。肾虚引起的便秘有肾气虚证、肾阴虚证、肾阳虚证三种证型。

肾气虚导致的便秘症状为：有便意，但是如厕之后排

便却比较困难。在用力排便的过程中，会有汗出气短的表现。排便之后，身体会比较疲劳。这种类型的便秘，可以选用方药济川煎治疗，其组方为：肉苁蓉 15 克、怀牛膝 15 克、黄芪 15 克、巴戟天 15 克、当归 12 克、升麻 10 克、玄参 10 克、麦冬 10 克、炙甘草 6 克、肉桂 5 克。水煎服，每日 1 剂，日服 2 次。也可选用中成药肉苁蓉通便口服液合生脉饮治疗，可参照说明书或遵医嘱使用。

肾阴虚引起的便秘主要表现为：大便干结，努挣难下，面色萎黄无华，头晕目眩，心悸失眠，潮热盗汗，腰膝酸软，耳鸣，舌淡苔少，脉细数。治疗时宜补肾滋阴，润肠通便。方药可选六味地黄丸合润肠丸加减。其组方为：熟地黄 15 克、怀山药 15 克、肉苁蓉 15 克、怀牛膝 15 克、茯苓 10 克、当归 10 克、桃仁 10 克、枳壳 10 克、生地黄 10 克、山茱萸 10 克、火麻仁 30 克、何首乌 20 克、甘草 10 克。水煎服，每日 1 剂，日服 2 次。也可选用中成药六味地黄丸合麻仁润肠丸治疗，可参照说明书或遵医嘱使用。

若便秘是由肾阳虚衰所导致的，患者除了大便不畅之外，还会有腹部冷痛、手脚冰凉、腰膝酸软等症状。方药可选金匮肾气丸合增液汤。其组方为：熟地黄 15 克，怀山药 15 克，茯苓 15 克，泽泻 15 克，白术 15 克，山茱萸 10 克，丹皮 10 克，制附子（先煎）10 克，肉桂 3 克，火麻仁 30 克，怀牛膝 10 克，玄参 10 克，麦冬 10 克，黄芪 20 克，陈皮 10 克，当归 12 克，炙甘草 6 克，生姜 3 片。

水煎服，每日 1 剂，日服 2 次。也可选用中成药金匮肾气丸合麻子仁丸治疗，可参照说明书或遵医嘱使用。

治疗肾虚所致的便秘，除了像上面介绍的辨证用药施治外，也可以用食物调理。熟香蕉、核桃仁、地瓜、苹果都是很好的润肠通便之品。当然还可以选用一些药材做成美味的药膳，既饱了口福，又能起到调理便秘的作用。下面我介绍几款食疗方，大家不妨试一试。

杞芪玉竹煲兔肉：枸杞子 15 克，黄芪、玉竹各 30 克，兔肉 250 克，加水煮熟，姜、蒜、盐调味服食。

巴肉首乌归枣粥：巴戟天 10 克、当归 10 克、红枣 10 枚、肉苁蓉 15 克、冰糖 20 克、制何首乌 30 克、粳米 250 克。先将中药水煎取药汁，再与红枣、粳米共煮成粥，加入冰糖，溶化后服食。适用于肾阴虚便秘。

参杞圆冰银耳大枣汤：西洋参 10 克、大枣 10 克、枸杞子 15 克、龙眼肉 15 克、冰糖 20 克、银耳 30 克，隔水炖 1 小时后服食。

怀山百合汤：怀山药 50 克、百合 50 克，加水煮至熟透，加蜂蜜适量服食。

首乌锁阳红枣粥：制何首乌 20 克、锁阳 10 克、大米 100 克、红枣 10 枚，红糖适量。制何首乌、锁阳先煎水取汁，再加大米、红枣煮粥。适合肾阳虚便秘者。

有些穴位也有很好的治疗便秘的功能，比如足三里穴、太溪穴、照海穴、支沟穴、天枢穴等，经常采用按摩等方法刺激一下上述几个穴位，能起到一定的辅助治疗作用。

经常参加体育锻炼能改善胃肠蠕动，提高腹部和会阴部肌肉的肌力，也有利于保持大便通畅。此外，还应养成定时排便的好习惯。每天晨起或早饭后或睡前按时解大便，到时不管有无便意都要按时去厕所，逐步养成定时排便的习惯。应保持乐观的心态，精神紧张、焦虑等不良情绪会引起便秘，有便秘者还会加重症状。饮食上应多吃一些富含维生素的食物，如水果、糙米、芹菜、韭菜、玉米等。

2. 男性病症

阳痿——辨证治疗肾虚所致的阳痿

阳痿是指在有性欲要求时，阴茎不能勃起或勃起不坚，或者虽然有勃起且有一定程度的硬度，但不能保持性交的足够时间，因而妨碍性交或不能完成性交。

引起阳痿的原因很多，一是精神方面的因素，如夫妻间感情冷漠、心中充满恐惧等。二是生理方面的原因，是肾的生理功能出现问题所导致的。前文介绍肾在生命中的意义的时候，我介绍了肾的一个功能——主性和生殖。肾好，人的性功能才有基础。肾虚引起的阳痿主要有肾气阴两虚型和肾阳虚衰型两种证型。

肾气阴两虚型的阳痿，主要表现为阴茎不能勃起或勃起而不坚，伴有头晕健忘、耳鸣失聪、腰膝酸软、神疲乏力、短气自汗、盗汗、手足心热等症状。治疗时宜滋肾阴，益肾气，降肾火。可选用方药知柏地黄汤治疗。其组方为：知母 10 克、黄柏 15 克、山茱萸 12 克、熟地黄 15 克、泽泻 15 克、丹皮 15 克、怀山药 30 克、桑螵蛸 12 克、补骨脂 15 克、茯苓 18 克、西洋参 10 克、枸杞子 20 克、巴戟天 20 克。水煎服，每口 1 剂，日服 2 次。若阴茎疲弱、腰膝酸软而痛者，加蜈蚣 2 条、狗脊 12 克、杜仲 12 克；自汗者，加麦冬 10 克、浮小麦 15 克、黄芪 30 克；头晕健忘、失眠多梦者，加炒酸枣仁 12 克、夜交藤 15 克。也可选用中成药知柏地黄丸合五子衍宗丸治疗，可参照说明书或遵医嘱使用。

肾阳虚衰型的阳痿，主要表现为阳痿势重，阴茎痿而不起，伴有腰膝酸痛、眩晕、耳鸣、肢冷畏寒、小便清长、夜尿频多等症。治疗时宜温肾补虚，补阳振痿。可选方药为右归丸加减。其组方为：熟地黄 30 克，山药、枸杞子、菟丝子、杜仲各 20 克，山茱萸、当归各 15 克，西洋参 10 克，巴戟天 25 克，制附子（先煎 1 小时）、肉桂各 10 克。水煎服，每日 1 剂，日服 2 次。若早泄者，加龙骨 30 克（先煎）、牡蛎 30 克（先煎）；腰膝痛甚、小便多者，加金樱子 20 克、益智仁 10 克；脾虚食少、体疲便溏者，加黄芪 30 克、党参 20 克、白术 10 克。也可选用中成药右归丸或金匮肾气丸治疗，可参照说明书或遵医嘱使用。

还有一些食疗的方法也可以选择。

黑豆炖狗肉：黑豆50克、狗肉250克、淫羊藿30克，加入大料、小茴香、桂皮、黄酒、陈皮、生姜、草果、食盐等调味品，放锅里同煮3小时后食用，食肉饮汤。

归蓉羊肉汤：当归20克、肉苁蓉20克、精羊肉125克、大米500克，将上述两味中药洗净切片，将精羊肉洗净切碎，一同煮粥食用。

虾肉炒韭菜：鲜虾肉100克、猪肾200克、大米500克。鲜虾肉用开水泡软，猪肾切碎，与大米放入锅内一同煮粥，加入食盐等调味品后空腹食用。

有阳痿问题的人，可以适当吃一些壮阳的食物，如狗肉、羊肉、麻雀肉、牛鞭、核桃等，也可以适当吃一些动物内脏，有利于增强精子活力，提高性欲。一些含锌食物，如牛肉、鸡蛋、牡蛎、花生米、猪肉、鸡肉等，也有改善性功能的作用。另外，富含氨基酸的食物，如银杏、山药、鳝鱼、海参、墨鱼、章鱼等，也能提升性功能。

也可以利用穴位辅助治疗，如三阴交穴、足三里穴、曲骨穴、大墩穴等，选择其中一个或者数个经常按揉，每次每个穴位3～5分钟，不用在意手法，经常按摩有利于阳痿问题的改善。

有阳痿问题的人，日常生活中应避免长期房事过度，让大脑中的勃起中枢神经和性器官得到充分的休息。同时，应该积极从事体育锻炼，提高身体素质，并做到劳逸结合，适度休息。

早泄——对症治疗肾虚引起的早泄

说到早泄，许多人都有疑问。怎么才算早泄呢？通畅情况下，若是性生活中阴茎尚未插入阴道，或插入后抽动不足 15 次，或插入后不到 2 分钟就射精，女方尚未达到性满足者，我们就可以认为其患上了早泄。

早泄的原因大体可归结为两类，一类是精神因素，一类是身体自身的原因。如担心怀孕，在性交的过程中心情比较紧张等我们可以将其归结为精神因素。接着再来了解一下身体自身的原因为什么会导致早泄。中医认为，脏腑功能虚衰，如心、脾、肝、肾等脏腑的功能失常均会导致早泄。

肾虚是早泄的一个重要病因，根据早泄的表现，中医将其分为相火亢进、肾气不固和肾气阴两虚三种证型，治疗时宜根据证型辨证施治。

相火亢进证型的早泄主要表现为性欲亢进，触阴即泄，伴有腰膝酸软、目眩头晕、目赤耳鸣、五心烦热、面部烘热、口苦咽干等症。治疗宜补肾滋阴，降火固泄。治疗方药可选知柏地黄汤加减。其组方为：山茱萸 10 克、丹皮 10 克、泽泻 10 克、熟地黄 15 克、茯苓 15 克、黄柏 9 克、知母 9 克、金樱子 15 克、山药 30 克、龙骨 30 克、牡蛎（先煎）30克。水煎服，每日1剂，日服2次。也可选用中成药知柏地黄丸治疗，可参照说明书或遵医嘱使用。

肾气不固证型的早泄主要表现为性欲减退，触阴即泄，不能持久，并伴有面色晦暗、腰膝酸痛、小腹拘急、大便稀溏、小便频数、溺后余沥等症。治疗宜补肾壮阳，益气固泄。治疗方药可选金匮肾气丸加减。其组方为：山茱萸10克、泽泻10克、丹皮10克、肉桂9克、制附片（先煎）9克、熟地黄15克、巴戟天20克、沙苑蒺藜20克、山药30克、生龙骨30克、生牡蛎（先煎）30克。水煎服，每日1剂，日服2次。也可选用中成药金锁固精丸治疗，可参照说明书或遵医嘱使用。

肾气阴两虚证型的早泄主要表现为阴茎勃起不坚，触阴即泄，腰膝酸软，并伴有少寐健忘、头晕目眩、耳鸣耳聋、潮热盗汗、手足心热等症。治疗宜滋肾养阴，益气固泄。方药可选生脉饮合六味地黄丸加减。其组方为：山茱萸10克、泽泻10克、五味子10克、西洋参10克、丹皮10克、茯苓15克、熟地黄15克、山药30克、麦冬30克、黄芪30克、乌梅肉30克、金樱子15克。水煎服，每日1剂，日服2次。也可选用中成药生脉饮加六味地黄丸治疗，可参照说明书或遵医嘱使用。

治疗早泄除了服用方药外，不怕麻烦的朋友还可以试一下药浴。下面就给大家介绍一种用药浴治疗早泄的方法：准备芡实、五倍子各 15 克，生壮蛎、生龙骨各 25 克，金樱子 10 克。将上述药物用水煎熬半小时，滤取药液，加适量温水放入盆内，趁热熏洗阴部，待药稍凉后浸洗龟头和阴茎。每晚一次，20 天为一个疗程。

食疗也是辅助治疗早泄的好方法。

虾鳅炖豆腐：鲜海虾 100 克、泥鳅 500 克、豆腐 250 克。将泥鳅去除内脏洗净切好，加少许食盐等调料炒至七成熟，再放入海虾、豆腐，炖熟后食用。

怀山圆肉苁蓉炖甲鱼：怀山药 50 克、桂圆肉 20 克、肉苁蓉 30 克、甲鱼 1 只。用滚开水烫甲鱼，令其排尿后洗净切好，然后将上述食材放入炖盅内，加入水适量，隔水炖熟，吃肉喝汤，每周 1 次。

桂圆杞芪液：桂圆肉 200 克、枸杞子 200 克、黄芪 500 克，把上述药材放入 500 毫升 25 度的绍兴黄酒中，密封瓶口放置 15 天后饮用，每次 10～20 毫升，每日 2 次。

还可以用按摩的方法辅助治疗。可以选择中脘穴、气海穴、关元穴、中极穴、天枢穴、足三里穴、三阴交穴等穴位，每次选取上述穴位中的一个或者数个，每个穴位按摩 3～5 分钟，不用在意手法，经常按揉，能改善早泄症状。

早泄防胜于治。预防早泄要做到生活有规律，加强体育锻炼，如打太极拳、散步、练气功等均有益于心身健康。此外应节制房事，避免强烈的性欲冲动。

男性不育——养肾护肾，告别不育并非痴想

"百善孝为先"，而"不孝有三，无后为大"。在中国五千年传统文化的观念中，不能生育是一件很对不起先人的事情，虽然现在这种观念有所改变，但是不育症对于男性来说仍然是一个相当沉重的思想包袱。那么，到底是什么原因导致了男性不育呢？

中西医对男性不育原因的认识是有一定区别的。先来看一下西医对男性不育的解释。西医认为男性不育的主要原因有生殖器官的异常，内分泌紊乱，外源性、机械性损伤和医源性损伤以及微生物学因素等。

中医认为，男性不育和身体中的元气精血不足有关。中医认为，肾藏精，主生殖和生长发育。肾脏精气的盛衰直接决定人体的生长、发育及衰老，亦直接影响性功能和生殖功能。肾气充盛促使"天癸"成熟，在男子则表现为"精气溢泻"，能和阴阳而有子。另外，生殖之精虽由肾中精气所化，但与五脏之精密切相关，所以五脏协调，精气充盛，藏泄适宜，气化有度，是维持性功能和生殖功能的重要因素，而五脏失调，精气衰少，藏泄失宜，气化障碍均可导致男性不育。根据其证候表现的不同，中医将男性不育分为肾阳不足、肾阴虚和肾气亏虚三种证型。

肾阳不足证型的不育主要表现为婚久不育，性欲淡漠，阳痿早泄，精气清冷，精子稀少或死精过多，射精无力，同时还伴有精神委靡、面色苍白、腰膝酸软、小便清

长、夜尿频多、畏寒喜温等症。治疗宜补肾壮阳。方药可选生精种子汤加减。其组方为：五味子 10 克、覆盆子 10 克、车前子 10 克、淫羊藿 15 克、续断 15 克、巴戟天 15 克、何首乌 15 克、枸杞子 15 克、桑葚 15 克、当归 15 克、黄芪 30 克。水煎服，每日 1 剂，日服 2 次。也可选用中成药金匮肾气丸或右归丸治疗，可参照说明书或遵医嘱使用。

肾阴虚证型的不育主要表现为婚久不育，性欲强烈，性交过频，精液不化或死精过多，或精子过少，畸形精子过多，同时伴有头晕耳鸣、五心潮热、盗汗口干、腰膝酸软等症。肾阴虚证型的不育治疗时宜滋阴补肾。方药可选知柏地黄汤加减。其组方为：黄柏 10 克、丹皮 10 克、山茱萸 10 克、泽泻 10 克、知母 12 克、山药 15 克、茯苓 15 克、丹参 20 克、熟地黄 25 克、海马 1 对、甘草 5 克。水煎服，每日 1 剂，日服 2 次。也可选用中成药知柏地黄丸或大补阴丸治疗，可参照说明书或遵医嘱使用。

肾气亏虚证型的不育主要表现为婚久不育，性欲淡漠或阳痿，早泄，精清，精稀，精冷，精少，并伴有头晕耳鸣、精神疲乏、气短懒言、纳谷不香、腹胀便溏、五更腹泻、腰膝酸软、夜尿频多、畏寒肢冷等症。治疗应以温肾补气为主。方药可选金匮肾气丸合生脉饮加减。其组方为：补骨脂 10 克、莲子 10 克、山茱萸 10 克、五味子 10 克、陈皮 10 克、西洋参 10 克、肉桂 10 克、鹿茸 10 克、麦冬 10 克、肉豆蔻 10 克、茯苓 15 克、砂仁（后下）6 克、炒山药 15 克、菟丝子 20 克、巴戟天 20 克。水煎服，每日 1 剂，日服 2 次。也可选用中成药五子衍宗丸治疗，可参照说明书或遵医嘱使用。

穴位按摩也能起到补肾健脾、疏肝理气、培元固本、养血生精的作用。可对关元穴、气海穴、命门穴、肾俞穴分别进行按摩，每次每个穴位按摩 3～5 分钟，不用在意按摩手法，方便的时候按摩按摩，长期坚持，能辅助改善男性生育功能。

下面几个食疗方也可以选用。

枸杞子炖鸽蛋：枸杞子、龙眼肉、西洋参各 15 克，五味子 10 克，鸽蛋 4 枚，白糖适量。将鸽蛋煮熟去壳后同枸杞子、西洋参、龙眼肉、五味子共炖，熟后加糖食用。每日 1 次。

枸杞黑豆糯米糊：黑芝麻、桑葚、枸杞子、黑豆、绿豆各 30 克，怀山药（切片）60 克加水适量煮熟，再加糯米粉适量煮沸搅匀即成。每天食用半碗，5 天为一个疗程。

洋参枸杞海参粥：海参、枸杞子、怀山药各 30 克，西洋参 15 克，糯米 200 克。将海参浸透，洗净切片，煮烂；将糯米、西洋参、怀山药、枸杞子煮成稀粥并与海参混合再煮片刻，调味食用，每天 1 次。

预防或治疗男性不育，应养成良好的生活习惯：早睡早起，戒烟酒，积极参加体育锻炼。要加强自我保护的意识，如经常接触放射性物质、高温、毒物，应严格按照操作规范工作，最好能够脱离此类工作半年后再生育。要注意对睾丸的保护，如避免长时间骑自行车、泡热水澡、穿牛仔裤等。

3. 女性病症

女性不孕——补肾强肾，让成功受孕成为可能

一般来说，凡是达到生育年龄的女性，夫妻双方有正常性生活，配偶生殖功能正常，在未避孕的前提下同居两年后仍未正常受孕，便可认为患了不孕症。不孕症的病因很多，如生殖器官病变（排卵障碍、输卵管闭塞等），如是先天性生理缺陷（无子宫、无卵巢等）导致的不孕，非药物所能解决。

中医对不孕症的记载也比较早，夏商周时期的《山海经》中就有"鹿蜀佩之宜子孙"的记载，说明那时候已经有了治疗不孕症的药物。

中医认为不孕症的发生主要由肾气不足、肝郁气滞导致冲任气血失调而引起，确立了"求子之道，首先调经，冲任为本，重在肝肾"的指导思想。现代中医认为"肾气—天癸—冲任—子宫"是女性的生殖轴，"肾虚证"的出现与下丘脑性生理功能紊乱密切相关，补肾疏肝、

调理冲任的中药调节性腺轴功能的作用水平在下丘脑，"肾主生殖"的功能与下丘脑对女性性腺轴功能调节作用密切相关。

肾虚引起的不孕症主要有肾阴虚型不孕和肾阳虚型不孕两种。

肾阴虚引起的不孕症主要表现为婚后多年不孕，月经先期或正常，量少色鲜，面色晦暗，并伴有精神疲倦、腰膝酸软，或者头晕耳鸣、手足心热等症。治疗时宜滋阴补肾，调补冲任。方药可选养精种玉汤加减。其组方为：知母 10 克、黄柏 10 克、白芍 10 克、川芎 10 克、山萸肉 10 克、生地黄 15 克、怀山药 30 克、当归 15 克、熟地黄 15 克、川断 15 克、菟丝子 15 克、龟板 20 克、杜仲 16 克、桑寄生 20 克。每日 1 剂，水煎，服 5 剂停 5 天，每个月经周期服 15 剂。输卵管不通者加鸡血藤 15 克、路路通 10 克、穿山甲 15 克。也可选用中成药知柏地黄丸或无比山药丸治疗，可参照说明书或遵医嘱使用。

肾阳虚引起的不孕症主要表现为婚后多年不孕，月经量少，色淡，周期延长，并伴有精神疲倦、腰膝酸软，或头晕耳鸣、畏寒怕冷等症。治疗时宜益肾温阳，调补冲任。方药可选毓麟珠加减。其组方为：木香 10 克、白芍 10 克、川芎 10 克、炙甘草 10 克、高丽参 15 克、菟丝子 15 克、当归 15 克、熟地黄 15 克、茯苓 20 克、鹿角霜 30 克、黄芪 30 克、白术 15 克、杜仲 15 克。每日 1 剂，水煎，服 5 剂停 5 天，每个月经周期服 15 剂。也可选用中成药右归丸、金匮肾气丸或艾附暖宫丸治疗，可参照说明书或遵医嘱使用。

食疗的效果也不错，我给大家推荐几款食疗方。

鲜海虾炒韭菜：腰果 50 克、鲜虾 250 克、鲜嫩韭菜 100 克。将韭菜洗净切成段，用油炒虾、腰果，加入黄酒、酱油、醋、姜等调料后，再放入韭菜炒至嫩熟。常食有补虚助阳的功效，对不孕症有辅助治疗作用。

益母杞归煲鸡蛋：益母草 30 克、当归 15 克、枸杞子 15 克、鸡蛋 2 只。将上三药用清水 2 碗煎取 1 碗，滤渣取汁；鸡蛋煮熟去壳，刺数个小孔，用药汁煮片刻，饮汁吃蛋。每周 5 次，1 个月为一个疗程，可以调经养血，使子宫恢复正常的功能，增强卵子排出，提高受孕机会。

虫草杞芪乌鸡：冬虫夏草 10 克，枸杞子 30 克，黄芪 30 克，乌鸡 1 只，姜、葱、胡椒粉、食盐、黄酒适量。乌鸡杀好洗净，鸡头劈开后纳入冬虫夏草 10 枚扎紧，余下的冬虫夏草、枸杞子、黄芪与葱、姜同入鸡腹中，放入罐内，再倒入清汤，加盐、胡椒粉、黄酒，上笼蒸 2 小时，出笼后去姜、葱后即可食用。适用于肾阳虚引起的不孕。

也可以选择中极穴、足三里穴、太溪穴、三阴交穴、关元穴等进行按摩，每次选择数个穴位，不用在意按摩手法，方便的时候按揉按揉，能辅助改善女性生殖功能。

要想拥有良好的生育功能，女性朋友平时还应注意增强体质，增进健康，保持心态平和。对盆腔炎、附件炎等疾病，应进行积极治疗。日常夫妻生活应注意避孕，尽可能避免人工流产，更应避免未婚先孕。

更年期综合征——肾虚是致病基础

女性更年期综合征发生在绝经前后，"七七之年"（45～55岁左右），此时女性先天之气逐渐衰微，天癸将竭，精气不足，引起机体阴阳失衡，要么导致肾阴不足，阴虚火旺，要么导致肾阳虚衰，虚寒内生，要么导致阴阳两虚，进而出现一系列因脏腑经络气血功能紊乱而出现的症状，如月经紊乱、头晕目眩、面色潮红、腰膝酸软、手足心热、失眠心悸、体倦乏力、抑郁多虑、情绪不稳等。肾虚是更年期综合征的致病基础，所以要从根本上治疗，必须养肾补肾。

更年期综合征有肾阴虚证、肾阳虚证、肾阴阳两虚证三种证型。

肾阴虚型更年期综合征以头晕目眩、心悸失眠、潮热出汗、烦躁激动、腰酸腿痛等为典型症状，伴有皮肤干燥、口干、便干、瘙痒等症状。如果选择方药治疗，可用左归丸加减。其组方为：生地黄15克、熟地黄15克、麦冬15克、山萸肉10克、枸杞子10克、白芍10克、茯苓10克、炙甘草10克、制何首乌10克、龟甲30克、山药

30克、桑寄生30克。每天1剂，水煎取600毫升，分3次温服。也可选用中成药左归丸或六味地黄丸治疗，可参照说明书或遵医嘱使用。

肾阳虚型更年期综合征以多怕冷、自汗、腹胀、便溏、夜尿频、月经量、腰酸背痛为典型的症状。治疗原则为温肾扶阳，调养冲任。方药可选右归丸加减。其组方为：肉桂5克、山萸肉10克、枸杞子10克、制附子（先煎）10克、鹿角胶（烊化）10克、高丽参10克、白术10克、甘草10克、菟丝子15克、熟地黄15克、山药15克。每天1剂，水煎取600毫升，分3次温服。也可选用中成药右归丸治疗，可参照说明书或遵医嘱使用。

肾阴阳两虚型更年期综合征可见头晕耳鸣、烦躁失眠、烘热汗出等肾阴虚证常见症状，同时还可见怕冷、精神委靡、浮肿疲乏、腰酸背痛、自汗、腹胀、便溏、夜尿频等肾阳虚证常见症状。治疗时宜滋阴补阳，调养冲任。方药可选二仙汤合二至丸加减。其组方为：仙茅10克、当归10克、知母10克、黄柏10克、巴戟天15克、仙灵脾15克、女贞子15克、墨旱莲30克、西洋参10克、麦冬10克、山茱萸10克、当归10克、五味子10克。每天1剂，水煎取600毫升，分3次温服。也可选用中成药金匮肾气丸治疗，可参照说明书或遵医嘱使用。

食疗也是不错的选择，大家可以参照下面几个食疗方在家自己做。

莲子参芪百合粥：西洋参 10 克、黄芪 15 克、莲子 30 克、百合 30 克、粳米 30 克同煮粥，每日早、晚各服 1 次。适用于绝经前后伴有心悸不寐、怔忡健忘、肢体乏力、皮肤粗糙患者。

归圆甘麦饮：当归身 10 克、桂圆肉 30 克、小麦 30 克、红枣 10 枚、甘草 10 克，水煎，每日早、晚各服 1 次。绝经前后伴有潮热出汗、烦躁心悸、忧郁易怒、面色无华的患者服用效果更佳。

赤豆莲子苡仁红枣粥：红枣 10 枚，赤小豆、莲子、薏苡仁、粳米各 30 克，入锅煮粥，每日 1 次。适用于更年期有肢体水肿、皮肤松弛、关节酸痛者。

怀杞枣葚汤：枸杞子 10 克、红枣 10 枚、桑葚 15 克、怀山药 30 克、瘦肉 300 克，共入锅炖汤，每日饮汤 1 次。适用于更年期头晕目眩、困倦乏力、心悸失眠、饮食不香及面色苍白者。

穴位按摩也能辅助治疗更年期综合征，可选择三阴交穴、肾俞穴、神门穴、足三里穴、气海穴中的一个或数个穴位，方便的时候按摩一下，一般每次每个穴位按摩 3～5 分钟，长期坚持，能有效缓解更年期症状。

更年期女性应注重起居调养，注意劳逸结合，保证充足睡眠，做到生活有规律。应积极参加体育锻炼，主动做力所能及的家务，或者参加一些文体活动及社会活动，以丰富精神生活，增强身体素质。饮食上应少食辛辣及生冷制品，做到饮食有节。可以维持适度的性生活，这样有利于生理和心理健康。由于更年期女性多情绪不稳定，容易激动烦躁，所以平时应尽量多与家人沟通，疏导新发生的心理障碍，家人、朋友也应多给予理解、安慰，避免不必要的语言冲突和精神刺激。